Schuhmayer, Zwiauer

Kindern helfen
ohne Medikamente

Dr. med. Wolfgang A. Schuhmayer
Univ.-Prof. Dr. med. Karl Zwiauer

Kindern helfen ohne Medikamente

Traditionelles neu entdeckt

VERLAGSHAUS DER ÄRZTE

Impressum

© Verlagshaus der Ärzte GmbH,
Nibelungengasse 13,
A-1010 Wien
www.aerzteverlagshaus.at

1. Auflage 2013

ISBN 978-3-99052-065-9

Umschlag & Satz: Grafikbüro Lisa Hahsler, 2232 Deutsch-Wagram
Umschlagfoto: Fotolia
Projektbetreuung: Hagen Schaub
Druck & Bindung: Universitätsdruckerei Klampfer, 8011 St. Ruprecht a.d. Raab

Printed in Austria

Erkenntnisse in Medizin und Forschung unterliegen einem laufenden Wandel. Neue Erkenntnisse und klinische Erfahrungen führen immer wieder zu neuen Empfehlungen hinsichtlich Therapien, Medikationen, Indikationen, Kontraindikationen, Dosierungen und anderen therapeutischen Maßnahmen. Autoren und Verlag haben große Sorgfalt darauf verwandt, dass Angaben in diesem Werk dem Stand bei Herausgabe entsprachen. Für Angaben über Dosierungsanweisungen und Applikationsformen kann von Autoren und Verlag jedoch keine Gewähr übernommen werden.

Aus Gründen der leichteren Lesbarkeit – vor allem in Hinblick auf die Vermeidung einer ausufernden Verwendung von Pronomen – haben wir uns dazu entschlossen, alle geschlechtsbezogenen Wörter nur in eingeschlechtlicher Form – der deutschen Sprache gemäß zumeist die männliche – zu verwenden. Selbstredend gelten alle Bezeichnungen gleichwertig für Frauen.

Warum schreibt man einen solchen Ratgeber?

Als vor rund 50 Jahren die Antibiotika ihren vermeintlichen Siegeszug in der Medizin antraten und weitere Fortschritte wie die Erfindung des Insulins oder die Entwicklung vieler hoch effizienter Impfungen plötzlich einst gefährlichen Erkrankungen den unmittelbaren Schrecken nahmen, begann in unserem Kulturkreis ein Vergessensprozess. Das Wissen der Großmütter und Mütter von einst wurde nur mehr selten weitergegeben. An seine Stelle traten auch für Kinder vor allem mehr oder weniger geeignete „Medikamente".

Man bringt für diese historische Entwicklung relativ einfach Verständnis auf, wenn man weiß, dass in der Vor-Antibiotika-Ära die Diagnose Lungenentzündung nur mehr eine 20 %ige Überlebenschance darstellte.

Die wohl riskanteste Fehlentwicklung aber lag und liegt in der vielfach völlig kritiklosen Verordnung der scheinbar segensreichen Antibiotika als eine Art „medizinischer Versicherung" etwa bei Erkältungskrankheiten, die mit Antibiotika gar nicht behandelbar sind. Mit Besorgnis erregenden Ergebnissen, die sich heute in bedrohlichen Resistenzentwicklungen niederschlagen. Wir stehen – wenn wir mit den medizinischen Ressourcen nicht wesentlich gewissenhafter umgehen als bisher – möglicherweise vor dem Eintritt in die Post-Antibiotika-Ära.

Um diesen Endpunkt zu vermeiden, ist es allerdings nicht nur wesentlich, dass der Einsatz dieser Substanzen sorgfältiger als bisher erwogen wird, sondern auch, dass sich die Menschen, die Gesellschaft als Ganzes dieser Situation bewusst ist. Dazu gehört das Ende des ungerechtfertigten Forderns einer Antibiotikaverordnung, die vermeintlich einen Krankheitsverlauf abkürzt, bei dem es nichts abzukürzen gibt.

Allerdings sollte gleichzeitig das Wissen um die „Tradierte Europäische Medizin" (TEM), die immer eine überlieferte Naturmedizin war, gleichsam „aufpoliert" und aufgefrischt werden, um frühzeitig wirksame Maßnahmen zu ergreifen.

Es ist kein Zufall, dass in unterschiedlichen Regionen der Erde andersartige Pflanzen wachsen, die jeweils Eingang in die örtliche Traditionsmedizin gefunden haben. Diese Pflanzen entsprechen den natürlichen Lebensbedingungen vor Ort und sind für ihre jeweilige Region daher von der Natur gleichsam „maßgeschneidert", um in den Bedürfnissen dieser Medizin Verwendung zu finden. Daher darf aus dieser Sicht etwas provokant gefragt werden, ob Medikationen aus anderen Kulturkreisen nicht dort besser aufgehoben sind als bei uns, weil sie eben dort hingehören.

Dieser Ratgeber möchte die pharmako-chemischen Möglichkeiten der modernen Medizin keinesfalls verdammen, aber die TEM auf Basis natürlich-pflanzlicher Möglichkeiten muss sich nicht belächeln lassen, da viele einst aus Beobachtungen berichteten Heilwirkungen längst wissenschaftlich belegt sind oder intensivster Forschung unterliegen. Dieses aktuelle Wissen ist bislang vielfach gar nicht präsent – und das ist bedauerlich. Es ist insgesamt eines der besonderen Anliegen dieses Büchleins, hier Aufklärung zu betreiben, und damit auch ein neues Vertrauen in Maßnahmen zu schaffen, die für einige Jahrzehnte als altmodisch, ja sogar wirkungslos belächelt wurden.

Es ist vielfach wenig bekannt, dass wir unsere ursprüngliche Klostermedizin einem persischen Arzt namens Avicenna (geb. um 980 in Afschāna bei Buchara) verdanken, der im frühen Mittelalter der wichtigste „Sammler" medizinischen Wissens war. Zu einer Zeit, als bei uns Lese- und Schreibkunst vor allem auf Klöster beschränkt war, notierte er unzählige Therapieansätze und Rezepte. Diese Sammlungen wurden in den abendländischen Klöstern übersetzt und stellten somit eine der wichtigsten Grundlagen der Klostermedizin dar.

Im Sinne einer gewissenhaften medizinischen Betrachtungsweise werden die jeweiligen Empfehlungen nur jene Behandlungsmöglichkeiten enthalten, für die es entsprechend seriöse Begründungen gibt.

Ein wesentlicher Punkt ist dabei allerdings auch die Prävention, da wir heute wissen, dass unnatürliche Überzivilisation dazu führt, dass Kinder etwa vermehrt Allergien bekommen, weil sie ständig in „klinisch sauberer" Umgebung aufwachsen oder auch Probleme mit dem Laufen als Bewegungskoordination zeigen, weil sie ihr Leben vornehmlich in Sesseln verbringen. Der letztgenannte Faktor trägt auch maßgeblich zur wachsenden Zahl übergewichtiger Kinder und in der Folge zur überbordenden Zahl an Kreislauf- bzw. Stoffwechselkrankheiten bei.

In Sachen Ernährung von Kindern – aber natürlich auch Erwachsenen – sollte ganz klar bewusst sein, dass industriell prozessierte Nahrung letztlich vielfach ein völlig inhaltsstoffentleerter formaler Nahrungsersatz ist. Eine Tatsache, die sich nicht nur auf das Körpergewicht, sondern auch andere Bereiche wie das Immunsystem oder die Gehirnleistung auswirkt. Besonders bei Kindern, da sich die im Wachstum befinden.

Natürlich wissen wir, dass die zeitlichen Abläufe dem täglichen Kochen, wie es die Großmütter praktizierten, scheinbar häufig im Wege stehen. Dennoch lohnt es sich, hier doch ein wenig genauer hinzusehen, ob das auch tatsächlich stimmt. Letztlich führt kaum ein Weg daran vorbei, denn nur eine natürliche Ernährung ist eine gesunde Ernährung, und das ist der beste sowie letztlich auch billigste Weg, Gesundheit zu erhalten und zu stabilisieren.

Wir können hier nicht in jedem Detail auf eine richtige Ernährungsweise einge-hen. Man kann sich allerdings an ein einfaches Prinzip halten. Der natürliche Jah-reskreislauf gibt den Weg vor. Es ist mit Sicherheit kein Zufall, dass etwa die „Vit-amin- und Mineralbomben" Kraut oder Kohl erst im Herbst reifen und lange frost-fest bleiben. Sie bringen uns über den Winter. Es ist kein Zufall, dass spät reifende Äpfel eine besonders lange Lagerfähigkeit haben. Es wäre daher empfehlenswert, sich ein wenig darauf rückzubesinnen, wie viel die so lange belächelten „Alten" denn tatsächlich wussten oder wie sie im Jahresablauf die entsprechenden Früch-te und Gemüse mit viel Voraussicht verarbeitet haben. Wahrscheinlich stehen wir – nicht zuletzt aus wirtschaftlichen Gründen – ohnehin vor einer Renaissance des Kleingartens, der enorm viel zu einer gesunden Ernährung beitragen könnte.

Und noch etwas Wichtiges. Konnten sich die Menschen früher Fleisch aus wirt-schaftlichen Gründen nicht leisten, so wurde es in der Nachkriegsgeneration geradezu zum Statussymbol, jeden Tag Fleisch auf dem Tisch zu haben. Die Le-bensmittelindustrie trägt aus Profitgründen zur Aufrechterhaltung dieser Entwick-lung trotz besseren Wissens seitens der Ernährungslehre mit allen erdenklichen Tricks bei. Tatsächlich würde die Reduzierung der Häufigkeit von Fleischgenuss zugunsten einer hohen Fleischqualität – also Bauernmarktqualität statt Tiefstpreis-angebot – gar keine vermehrte wirtschaftliche Belastung darstellen. Einfach lieber seltener, dafür allerdings bewusst in guter Qualität. Zwar nicht im Sinne der Le-bensmittelriesen, aber im Sinne der Gesundheit.

Man könnte die Liste dieser Beispiele fortsetzen, über selbst gemachte Säfte bis zu Marmelade oder der selbst gemachten Mehlspeise. Nicht alles davon ist zeit-aufwändig! Aus Zitronenmelisse oder anderen Pflanzen wie der Schafgarbe Sirup herzustellen, benötigt keine elementaren Umwälzungen des familiären Zeitma-nagements. Das Herstellen einer Biskuitroulade dauert +/- fünfzehn Minuten. Nebenbei sind das einfache Kochvorgänge, an denen auch Kinder aktiv teilneh-men können.

In der Folge möchten wir selektiv einige „Präventionsmaßnahmen" anreißen, die der kindlichen Gesundheit mit Sicherheit zuträglich sind. Wir werden sie in den jeweiligen Kapiteln dieses Ratgebers anführen.

Daher nun zum Überblick über häufige Krankheitssymptome, deren Bewertung und den Möglichkeiten, die uns die TEM in der Behandlung bietet.

Grundsätzlich können Kinder zu Beginn eines Krankheitsverlaufes sehr allge-mein reagieren. Hier empfiehlt es sich, aufmerksam beobachtend abzuwarten. Die Kinderheilkunde nennt dieses Verhalten „watchful waiting". Es dient dazu, herauszufinden, in welche Richtung sich allgemeine Erkrankungszeichen wie Ab-geschlagenheit, Müdigkeit oder Appetitlosigkeit entwickeln.

Dieselbe Methode wählt man grundsätzlich auch bei all jenen Infektionen, die nach aller Wahrscheinlichkeit von Viren hervorgerufen sind, um die unnötige Gabe von Antibiotika zu vermeiden. Im Zweifelsfall kann ein sogenannter CRP-Test rasch Auskunft darüber geben, ob eventuell auch Bakterien an einer Infektion beteiligt sind.

Das Buch versteht sich keineswegs als „Lehrbuchersatz", sondern als rasches Nachschlagewerk, das den Einstieg über Leitsymptome, konkrete Erkrankungsbilder oder auch konkrete Maßnahmen ermöglicht. Je nachdem, wo die aktuellen Interessen der LeserInnen liegen. Das Buch ist somit kein vollständiger Ratgeber zu allen Kinderkrankheiten, sondern stellt jene Bereiche in den Mittelpunkt, die mit entsprechender Vorsorge bzw. den Möglichkeiten der TEM behandelt werden können. Es soll und kann auch den Arztbesuch nicht ersetzen, sondern die Möglichkeiten unterstützender Maßnahmen aufzeigen.

Vollständigkeit ist jedoch nicht möglich. Es wird immer wieder die eine oder andere traditionelle Empfehlung geben, die im Buch nicht vertreten ist, oder im Einzelfall andere Meinungen – etwa in der Zusammensetzung von Tees – geben. Damit sie in Ihr persönliches Exemplar hineinkommt, tragen Sie sie bitte auf den letzten freien Seiten des Therapieteils einfach ein. Wenn Sie meinen, etwas Wichtiges zu kennen, können Sie Ihren Vorschlag auch an den Verlag schicken. Dort wird er medizinisch geprüft und kann vielleicht Eingang in eine Neuauflage finden.

Wir wünschen viel Freude mit unserem kleinen Buch

Herzlichst

Prim. Univ.-Prof. Dr. med. Karl Zwiauer
Dr. med. Wolfgang A. Schuhmayer

Gewidmet unseren Kindern
Valentina, Victoria und Veronica
sowie
Clara und Tobias

Inhalt

Die Krankheitsbilder . . . 15

Mögliche Maßnahmen . . . 157

Pflanzenporträts . . . 203

Die Krankheits- bilder

Hinweis zur Benutzung

Sie finden in diesem Kapitel der inhaltlichen Ausrichtung des Buches folgend nur Krankheitsbilder beschrieben, die entweder durch entsprechende Vorsorgetipps vermieden oder zumindest auch mit Methoden der Traditionellen Europäischen Medizin behandelt werden können, wobei Sie auch Anmerkungen zu den Grenzen dieser Behandlungsmöglichkeiten finden. Erkrankungen, die ausschließlich schulmedizinisch behandelt werden müssen, haben wir in diesem Buch – von wichtigen Ausnahmen abgesehen – nicht berücksichtigt.

Das Pfeilsymbol im Fließtext verweist entweder auf andere Krankheitsbilder (⊖), die in diesem Buch ebenfalls behandelt werden, oder auf die entsprechenden Therapien (⊖), die im zweiten Teil des Buches ausführlich beschrieben werden.

Abgeschlagenheit

Abgeschlagenheit bei Kindern kann zunächst sehr banale Gründe haben. Viele Kinder sind heute durch Bewegungsmangel und sitzende Freizeitgestaltung etwa körperlich wesentlich weniger fit als noch vor wenigen Jahrzehnten. Das geht so weit, dass manche Kinder nach der Einschulung im Turnunterricht erst einmal laufen und dabei das Gleichgewicht halten lernen müssen. Schon geringe Belastungen führen da zum „Ausgepumptsein".

Die einfachste Erklärung ist daher der Bereich Ermüdung oder ➲ Erschöpfung. Gefördert werden kann dies durch ➲ Übergewicht, Aufenthalt in ungewohnten Höhen, in Hitze oder durch ➲ Flüssigkeitsmangel.

Aber nicht nur körperlicher, auch ➲ emotionaler Stress kann dahinterstecken.

Bestimmte Vitaminmangelzustände (B_5, B_6, B_{12}, C, E) – vor allem entsprechend rohkostarme, einseitige Junk-Food-Ernährung – können verantwortlich sein. Vitaminmängel sind allerdings exakt zu diagnostizieren, wenn diese Vermutung besteht. Die beliebte „präventive" Gabe von Vitaminpräparaten ist sinnlos und im Extremfall sogar schädlich. Bei einer ausgewogenen, entsprechend obst- und gemüsereichen Ernährung kommt es in unseren Breiten kaum zu Vitaminmangelzuständen.

Besonders „hochgeschossene" Kinder, die extrem schlank sind, haben vielfach einen niedrigen Blutdruck, der sich ebenfalls negativ auf die Bewegungsfreude auswirken kann. Zusätzlich liegt oft gleichzeitig ein relativer Flüssigkeitsmangel vor.

Sowohl beim Mangel an bestimmten Vitaminen (v.a. B_{12}) als auch Eisen kann es zu einer Verminderung der Zahl roter Blutkörperchen kommen. Das ist gleichbedeutend mit einer relativen Unterversorgung des Organismus mit Sauerstoff. Das zugehörige Krankheitsbild heißt Anämie.

Liegt eine Schilddrüsenunterfunktion vor, kann sich das ebenfalls als Abgeschlagenheit bemerkbar machen.

Aus dem Bereich der Seele kommen die Ursachen Trauer oder ➲ Depression, wobei bei letzterer im Verdachtsfall unbedingt ein spezialisierter Kinderpsychiater aufzusuchen ist.

Die häufigste Ursache freilich sind ➲ Infektionskrankheiten. Hier gehören erhöhte Ermüdbarkeit und Abgeschlagenheit zu den sicheren Vorboten insbesondere viraler Infektionskrankheiten.

ADHS

Unter diesem Kürzel versteht man das Aufmerksamkeits-Defizit-Hyperaktivitäts-Syndrom. Der Name ist irreführend, denn diese Störung kann auch ohne jede Hyperaktivität auftreten. Das heißt, es gibt auch eine „Träumervariante" dieser Aufmerksamkeitsstörung ohne jegliche Hyperaktivität. Diese Kinder werden allerdings häufig „übersehen", da sie sich nicht offensichtlich auffällig verhalten.

ADHS-Symptome bei Schulkindern und Jugendlichen und bei Kindergarten- und Vorschulkindern		
Symptome ADHS	bei Schulkindern und Jugendlichen	ADHS bei Kindergarten- und Vorschulkindern
Hauptsymptome		
Aufmerksamkeitsprobleme	+ + +	+ + + (schwer abgrenzbar)
Hyperaktivität	+ +	+ + + (schwer abgrenzbar)
Impulsivität	+ +	+ + + (schwer abgrenzbar)
Nebensymptome		
Regelakzeptanz	+	+ + +
Trotzverhalten	+	+ + +
Gruppenintegration	+	+ +
Frustrationstoleranz	+	+ +
Unfallgefährdung	+	+ +

Quelle: C. Popow, Österreichischer ADHS-Konsensusbericht

Seitens der Hintergründe geht man davon aus, dass hemmende Regelkreise im Gehirn nicht ausreichend aktiv sind. Dadurch kommt es zu überschießenden Impulsen, die in einer mangelnden Regulierung begründet sind. Bei sehr ausgeprägten Fällen werden daher Medikamente eingesetzt, die stimulierend auf diese Impulskontrolle und Impulshemmung wirken.

Darüber hinaus können auch Lebensumstände wie mangelnde Struktur des Tagesablaufs oder eine Mangelernährung bezüglich Omega-3- und Omega-6-Fettsäuren an der Entstehung dieses Syndroms beteiligt sein.

Hinsichtlich der Diagnose sollten unbedingt dafür speziell ausgebildete Kinder- und Jugendpsychiater aufgesucht werden. ADHS ist heute eine „Modediagnose", die vielen Kindern, die eben nicht ruhig sitzen können, leichtfertig zugeordnet wird. Nicht zuletzt auch als eine Art Hilfeschrei des überforderten Lehrpersonals, das mit unruhigen Kindern nicht fertig wird. Wegen zahlreicher parallel auftretender Störungen ist die Diagnose eines ADHS keinesfalls einfach und geht über die vielfach angewendete „Testung" mit diversen vereinfachenden Symptomfragebögen weit hinaus. Daher ist der Weg zum Kinderpsychiater erforderlich.

Die Therapie stützt sich auf einen sogenannten „multimodalen Zugang". Darunter ist gemeint, dass eine Vielzahl von Maßnahmen – die Tablettenverordnung ist nur eine unter vielen – erforderlich ist, um eine positive Verhaltensänderung hervorzurufen. Medikamente beeinflussen nur biochemische Regelkreise – nicht aber die Verhaltensproblematik an sich – und sollten daher niemals alleine als „einfachste Lösung" eingesetzt werden.

Speziell in Österreich werden nach Meinung der WHO (Österreich wurde diesbezüglich im November 2012 seitens der WHO offiziell angemahnt) zu häufig Medikamente verordnet. Das ist in der leichtfertigen Diagnosestellung begründet und der Unkenntnis, dass es ein Reihe von Störungen gibt, die für den wenig Geschulten aussehen wie ADHS, aber keine sind. Offenbar erscheint es einfacher, Tabletten zu verabreichen, als sich mit dem Kind entsprechend intensiv auseinanderzusetzen. Hinsichtlich der potentiellen Langzeitfolgen nach der Einnahme der ADHS-Medikamente durch Kinder, deren Gehirn sich ja noch im Wachstum befindet, gibt es keine wissenschaftlichen Daten. Man weiß darüber so gut wie nichts und kann potentielle Risiken daher nicht ausschließen.

Aus diesem Grunde sollte der Einsatz von Medikamenten die letztmögliche Lösung darstellen, die im Einzelfall aber sicher ihre Berechtigung hat.

Im Vorschul- und Kindergartenalter sollten wegen unzureichender Datenlage und der speziellen Stoffwechseleigenschaften kleiner Kinder sowie des im Wachstum befindlichen Gehirns keine Medikamente verabreicht werden.

Eine der wichtigsten therapeutischen Maßnahmen bei der Behandlung von Kleinkindern mit der Diagnose ADHS ist die gute Aufklärung der Eltern und sonstiger in die Betreuung des Kindes einbezogener Personen über alle ADHS-spezifischen Aspekte. Als nützlich erweist sich hier unterstützende Literatur wie etwa „Die 1, 2, 3-Formel" (Wermter C. 2011), „Kinderjahre" (Largo R.M. 2000) oder „Das kompetente Kind" (Juul J., Engeler S. 2003).

Klare Botschaften, klar geregelte und nicht überfordernde Tagesstruktur und gleichbleibende Regeln, Konsequenz bei wenigen wichtigen Forderungen (Verhalten bei Gefahren, Rücksichtnahme, keine körperliche Gewalt) sind im Umgang mit betroffenen Kleinkindern oft hilfreich. Wichtig ist auch, dass positive Verstärkung (Lob) immer wirksamer ist als Bestrafung und Tadel.

Bei ADHS-Vorschulkindern dient die Ergotherapie primär nicht der ADHS-Behandlung, sondern der Abgrenzung von anderen Verhaltensstörungen. Weitere Methoden wie tiergestützte Therapie, Motopädagogik, therapeutisches Klettern und Reiten sowie Spielangebote sind sinnvoll. Sie bessern auch das Selbstwertgefühl. Allerdings muss hier angemerkt werden, dass nicht alle angeführten Methoden hinsichtlich ihrer Effizienz hinreichend evaluiert sind.

Psychotherapeutisch empfiehlt sich Eltern- und Erziehungsberatung sowie eventuell Spieltherapie, wobei vor allem eine Kombination von Kind-, Eltern- und umgebungsbezogenem Training angestrebt werden soll. Wichtig ist die Entlastung der Kinder, die ihre Symptome bzw. die damit assoziierten Probleme nicht verschuldet haben, sowie die Fokussierung auf die positiven Aspekte der ADHS, wie z.B. vielseitige Interessen, Lerneifer und Hilfsbereitschaft.

Diätetische Maßnahmen haben mit Ausnahme eines einzigen dafür speziell geprüften diätetischen Nahrungsmittels (Equazen®), das eine bestimmte Kombination von Omega-3-/Omega-6-Fettsäuren enthält, keine Auswirkungen. Die unkontrollierte Gabe von diversen ungeprüften „Omega-Fettpräparaten" aus der Drogerie hat mit Sicherheit keine Wirkung.

Die Schule stellt für fast alle Kinder mit ADHS den „ultimativen Provokationstest" dar, da genau diejenigen Anforderungen gestellt werden, die für die betroffenen Kinder am schwierigsten zu erbringen sind. Bei ADHS-Betroffenen – auch Erwachsenen – sind die Exekutivfunktionen durch die Erkrankung nicht altersgemäß entwickelt. Das bedeutet konkret: Die Fähigkeit zur Selbststeuerung und Selbstkontrolle ist vermindert, den Kindern gelingt es kaum, sich zu fokussieren, sie nehmen zwar alles wahr, ihre Aufmerksamkeitsspanne ist jedoch sehr kurz. Impulsen wird meist unmittelbar nachgegeben, ohne die Folgen zu bedenken. ADHS-Kinder leben fast vollständig im Hier und Jetzt. Es kann nur wenig Information gleichzeitig aufgenommen werden, neue Inhalte „kippen" die alten sofort. Den Kindern fällt es schwer, mit ihrer Aufmerksamkeit zwischen unterschiedlichen Aufgaben zu wechseln. Kinder, die an ADHS leiden, können mit allgemeinen Zieldefinitionen, wie „ich will mehr lernen", nur wenig anfangen. Sinnvoller sind klare Zieldefinitionen mit erreichbaren Ergebnissen. Nachfolgend eine solche konkrete Zieldefinition, die das „Wo" und „Wie" klar beinhaltet, z.B.: „Wenn ich abends im Bett liege, lerne ich noch für zehn Minuten Vokabeln." „Wenn-dann-Pläne" können Kinder mit ADHS schnell verinnerlichen, was ihre Fähigkeit zur Selbstregulation erhöht.

Zusammenfassend kann daher gesagt werden, dass die Diagnose ADHS niemals leichtfertig und nur nach Ausschluss anderer möglicher Störungen durch einen Facharzt für Kinder-/Jugendpsychiatrie gestellt werden sollte. Diverse Tests können allenfalls hinweisend, aber letztlich nicht beweisend sein. Bei der Behandlung stehen zunächst diverse nicht medikamentöse Maßnahmen im Vordergrund. Die Verordnung eines Medikamentes sollte durch einen speziell ausgebildeten Facharzt für Kinder- und Jugendpsychiatrie erfolgen.

Adipositas ➲ Übergewicht

Angina tonsillaris

Angina ist die lateinische bzw. medizinische Bezeichnung für Enge und Beklemmung (lat.: angor).

Angina tonsillaris

Damit ist auch schon das Leitsymptom dieser Erkrankungsgruppe beschrieben, die verschiedene Ausformungen haben kann. Volkstümlich spricht man von „Halsentzündung". Die mit Abstand häufigste Variante ist die Angina tonsillaris – eine Infektion der Gaumenmandeln, die meist durch Bakterien oder seltener durch Viren hervorgerufen ist.

In der Mehrzahl der Fälle sind es Viren, die eine Angina tonsillaris auslösen: Adeoviren, Rhinoviren, Influenzaviren, aber auch RS- oder EB-Viren. Häufig sind aber auch bakterielle Erreger, vor allem ß-hämolysierende Streptokokken (identischer Erreger wie Scharlach), verantwortlich. Daneben spielen Pneumokokken, Staphylokokken oder etwa Haemophilus influenzae eine Rolle. Viele dieser Keime gehören zur normalen Mundflora. Die Infektion wird jedoch meist durch neue Erregertypen ausgelöst, gegen die keine Immunität besteht. Als zusätzliche Faktoren können ein geschwächter Allgemeinzustand (etwa im Rahmen von Erkältungen) oder eine Immunschwäche hinzutreten.

Die Symptome können den Allgemeinzustand stark beeinträchtigen. Es kommt zu mitunter sehr hohem Fieber, Abgeschlagenheit oder Kopfschmerzen. Der Hals schmerzt, es treten massive Schluckbeschwerden und Mundgeruch auf. Das Kind fühlt einen „Knödel" im Hals. Auch Übelkeit kann hinzutreten.

Die Gaumenmandeln sind gerötet und können weißliche Beläge tragen. Es handelt sich dabei meist um Fibrin, nur selten um Eiter. Die Lymphknoten am Hals sind geschwollen. Im Falle einer Scharlachangina kommt es zum typischen Ausschlag.

Mitunter kann Ihr Kind einen weißlichen Belag aufweisen und über Halsweh klagen, auch wenn keine Lymphknotenschwellung vorliegt. Dann handelt es sich möglicherweise lediglich um Essensreste, die sich an den Mandeln festgesetzt haben und in der Regel nach einiger Zeit von alleine verschwinden.

Behandlungsprinzipien

Da Viren am häufigsten eine Angina tonsillaris verursachen, ist in diesem Fall auch kein Antibiotikum zur Behandlung notwendig und auch nicht sinnvoll. Bei Nachweis von bakteriellen Ursachen, insbesondere bei ß-hämolysierenden Streptokokken, ist aber eine ausreichend hoch dosierte und lange Antibiotikagabe notwendig, da es sich um eine bakterielle Infektion handelt und Nachfolgeerkrankungen verhindert werden sollen. Sie endet mit dem Aufbrauchen der verordneten Packung, auch wenn die Symptome deutlich zurückgegangen sein sollten.

Daneben kann sehr effizient symptomatisch unterstützt werden: ➲ Beinwickel bei Fieber, ➲ Halswickel, Gurgeln mit Salbeitee (➲ Tee bei Halsentzündung) und anderen desinfizierenden Lösungen.

Je nach Alter des Kindes helfen Zwiebel, Bärlauch und Knoblauch (auch in kleinen Dosen), ➲ Hühnersuppe zur Stärkung, breiige Nahrung und viel Flüssigkeit. Therapeutisch darf auch Eis gegessen werden, um die Schwellung zu mindern.

Angst ➲ Emotionaler Stress

Angst vor Darmentleerung/Stuhlgang

Sobald ein Kind im Alter von zwei bis drei Jahren gelernt hat, den Stuhlgang bewusst zurückzuhalten, können schmerzhafte Erlebnisse bei der Darmentleerung (z.B. im Rahmen einer Verstopfung) einen Teufelskreis in Gang setzen. Aus Angst vor erneuten Schmerzen verkneift sich das Kind dann den Stuhlgang bis zur erneuten Verstopfung. Diesen Kreislauf zu durchbrechen ist schwierig und braucht oftmals viel Zeit.

Behandlungsprinzip

Die Angst ernst nehmen und dem Kind einfühlsam begegnen! Angst vor Schmerzen sollte immer ernst genommen werden. Das Kind muss spüren, dass es Ihnen vertrauen kann. Sprechen Sie mit ihm über die Angst, erklären Sie die Ursache, dass durch das Zurückhalten die Problematik nicht gelöst wird, sondern erst entsteht bzw. verschlimmert wird.

Versuchen sie, so wenig Stress und Druck wie möglich zu machen, da sonst die gesamte Toilettensituation zu einer traumatischen Erfahrung werden kann. Ungeduld, Drohungen und Schimpfen wirken sich in jedem Fall kontraproduktiv aus.

Kleineren Kindern kann sogar die Windel wieder angeboten werden, damit die negative Assoziation mit der Toilette verringert wird.

Auch der spielerische Weg hilft. Dann wird die Toilettenzeit zur positiv empfundenen Spielzeit. Selbstständigkeit fördern und belohnen.

Wichtig ist es, bei einer solchen Phase auf ausgewogene Ernährung mit ausreichenden Ballaststoffen und Flüssigkeit zu achten, damit es nicht erneut zur Obstipation kommt.

Ein kaltes Getränk am Morgen, das die Darmtätigkeit anregt, und milde Abführtees können die Bestrebungen unterstützen. Sich ausreichend Zeit nehmen, um den Stuhldrang zu spüren, und ein gewisses Ritual der Stuhltoilette helfen ebenfalls. Stark wirksame Varianten wie etwa Sennesblättertee sind für Kinder keinesfalls geeignet.

⊃ Möglichkeiten bei Verstopfung

Antibiotika-Nebenwirkung

Bei manchen Menschen steht das Thema Antibiotika fast im Rang einer Glaubensfrage. Das sollte es nicht sein, denn mit Glauben hat es nichts zu tun.

Tatsache ist, dass wir ohne Antibiotika bei bestimmten, im Wesentlichen bakteriellen Infektionen pro Jahr den Tod vieler tausender Kinder beklagen müssten. Vielleicht kann man sich das nicht mehr vorstellen, aber vor der Erfindung des Penicillins war die Diagnose Lungenentzündung nahezu ein Todesurteil. 4 von 5 Kindern fanden dabei den Tod.

Tatsache ist aber auch, dass Antibiotika bei nicht bakteriellen Infektionen – also jenen, die von Viren ausgelöst werden, wie etwa Erkältungen, 80 % der Mittelohrentzündungen, Nebenhöhlenentzündungen, Bronchitiden oder bei Grippe – nicht wirken und daher nichts verloren haben. Hier sind sie völlig wirkungslos, und eine nicht gerechtfertigte Einnahme führt letztlich dazu, dass es zu resistenten Keimstämmen kommt, die der Medizin einiges an Kopfzerbrechen bereiten können, da resistente Erreger nicht mehr auf Antibiotika reagieren. Eine Virusinfektion dauert durch eine „vorbeugende" Gabe von Antibiotika keinen Tag kürzer. Eine „vorbeugende" Verordnung gibt es in diesem Bereich gar nicht.

Hat ein Kind eine Virusinfektion, dann erkennt man das Auftreten einer zusätzlichen bakteriellen Infektion entweder an dem damit verbundenen neuerlichen Fieberanstieg oder ganz einfach mit einem sogenannten CRP-Test, der sofort Auskunft über das Auftreten von Bakterien geben kann. So gut wie jede Kinderarzt-

23

praxis hat das entsprechende Gerät. Leider wird der Test in Österreich von der Krankenkasse noch nicht bezahlt.

Bei seltenen Fällen von wiederholter Einnahme von Antibiotika ist es wichtig, die Substanz zu wechseln. Und wenn einmal Antibiotika nötig sind, darf man keinesfalls damit aufhören, weil es dem Kind „ohnehin schon besser" geht, sondern das Antibiotikum ist exakt nach Verordnung zu Ende zu nehmen. Vorzeitiges Beenden der antibiotischen Therapie bewirkt, dass im Körper Bakterien überleben und resistent werden können.

Grundsätzlich sollte man sich vorstellen, dass Antibiotika natürlich nicht ausgewählte Krankheitskeime attackieren, sondern daneben auch viele andere Keime, die in unserem Körper für dessen klaglose Funktion – etwa im Darm – erforderlich sind. Das ist der Grund, warum es empfehlenswert ist, bei Antibiotikagabe den Kindern auch Joghurt zu verabreichen. Das kann einen gewissen Darmschutz bewirken und verhindert den antibiotikainduzierten Durchfall. Es ist dabei nicht notwendig, spezielle probiotische Produkte zu verwenden, ein „normaler" Joghurt weist den gleichen Nutzen auf.

Siehe auch ➲ Natürliche Infektanfälligkeit.

Appetitlosigkeit

Schon die Interpretation des Begriffes mag nicht ganz einfach sein, denn wie viel Appetit „soll" ein Kind denn haben? Sicher nicht so viel, um Übergewicht zu fördern, aber die Essfreudigkeit unterschiedlicher Kinder ist eben nicht standardisierbar.

Man sollte sich dazu also erst dann ernsthaft Gedanken machen, wenn es sich bei dem Problem um einen längeren Zeitraum handelt. Eine Ausnahme stellen aufgrund des Wachstums allerdings Säuglinge dar.

Häufig ist die Appetitlosigkeit ebenso wie Abgeschlagenheit ein klassischer Vorbote verschiedener ➲ Infektionskrankheiten. Diese beiden Symptome können schon auftreten, wenn noch gar keine anderen spezifischen Krankheitszeichen erkennbar sind. Dabei kann es sich um eine harmlose Erkältung ebenso handeln wie um eine gefährliche Gehirnhautentzündung. Daher gilt „aufmerksames Abwarten", wobei bei den geringsten Zeichen einer Gehirnhautentzündung sofort eine Klinik aufzusuchen ist.

Wie die Abgeschlagenheit, kann Appetitlosigkeit im seelischen Bereich eine Erklärung finden im Sinne von ➲ emotionalem Stress oder Trauer.

Seitens der Mangelzustände gilt ⮑ Zinkmangel als mögliche Ursache. Hier gilt im Verdachtsfall dasselbe wie bei den Vitaminen – nicht blind etwas ersetzen, dessen Mangel nicht nachgewiesen ist.

Steht die Appetitlosigkeit mit einer Infektion oder dem gehäuften Auftreten von Infektionen in Zusammenhang, kann man spezielle ⮑ Tees zur Steigerung der Körperabwehr versuchen.

Atembeschwerden

Atembeschwerden können vielfältige Hintergründe haben und deuten primär auf eine Funktionsstörung in den oberen Atemwegen hin.

Die häufigste Ursache liegt in einer ⮑ Erkältung, also nicht in der echten Grippe, sondern in einem saisonbedingten grippalen Infekt.

Selbstverständlich kann aber auch die echte ⮑ Grippe zu Atembeschwerden führen. Echte Grippe stellt besonders für Säuglinge und Kleinkinder eine gefährliche Erkrankung dar.

Atembeschwerden können gegebenenfalls auf eine begleitende ⮑ Bronchitis hinweisen.

Die Art und Qualität der Geräusche, die beim Auskultieren der Atmung vom Arzt zu hören sein können, lässt zwischen Atemnot, bei der Kurzatmigkeit im Vordergrund steht, sowie Giemen und Pfeifen unterscheiden. Giemen ist dabei typisch für Asthma und durch eine Verengung der Luftwege beim Ausatmen bedingt.

Giemen kann auch als Vorbote auftreten. 2008 wiesen Forscher in den USA nach, dass ein im Einschulalter einsetzendes Giemen (man erkennt das aber nur durch Abhören mit Stethoskop) das spätere Asthma-Risiko um den Faktor 7 erhöht. Hält es dauerhaft an, erhöht sich das Risiko um das 14fache.

Ein pfeifendes Atemgeräusch spricht für eine Verengung im Kehlkopfbereich.

Die Medizin fasst alle Atemgeräusche unter dem Begriff Stridor zusammen. Der Begriff steht allgemein für eine Verengung der Atemwege. Krankhafte Atemgeräusche beim Einatmen findet man beispielsweise bei einer Laryngotracheitis bzw. ⮑ Kehlkopfentzündung.

Treten sie beim Ausatmen auf, dann steckt eher eine Lungenerkrankung dahinter, wie etwa Asthma oder eine ⮑ Lungenentzündung.

In seltenen Fällen kann auch eine sogenannte Fremdkörperaspiration für ein abnormes Atemgeräusch verantwortlich sein. Darunter versteht man einen Fremdkörper, der versehentlich in die Atemwege gelangt ist – also gleichsam „eingeatmet" wurde.

Keuchendes Luftholen nach einer krampfartigen Hustenattacke wäre typisch für ➲ Keuchhusten, daher der Name.

Aufstoßen

Dabei handelt es sich um das Entweichen von Luft, die aus dem Magen-Darm-Trakt kommt, über den Mund. Während man größeren Kindern beibringt, dass „Rülpsen" nicht sonderlich schicklich ist, stellt das „Bäuerchen" bei Babys einen völlig natürlichen Entspannungsprozess nach dem Trinken dar.

Heftiges Saugen und gieriges Trinken führen zum Verschlucken von Luft in den Magen, die wieder entweichen muss. Es empfiehlt sich, diesen Prozess zu unterstützen, indem man das Kind über die Schulter lehnt und mit ihm umhergeht. Möglichst nicht ohne Windel darunter, da häufig auch kleine Mengen der geschluckten Nahrung mit entweichen.

Schnelles Trinken oder Essen sind üblicherweise die Ursachen für Aufstoßen, es kann aber auch durch gashaltige Getränke wie Mineralwasser oder kohlensäurehaltige Limonaden ausgelöst werden.

Der sogenannte gastroösophageale Reflux – eine Schwäche der oberen Verschlussmuskulatur des Magens – ist bei Säuglingen sehr häufig und eigentlich normal. Allerdings wächst er sich zumeist im ersten Lebensjahr aus und ist dann bei Kindern eine eher seltene Ursache, die aber dann genau abgeklärt und auch therapiert gehört.

Behandlungsprinzip

Ausreichend Zeit und Stressfreiheit bei der Nahrungsaufnahme sind die wichtigsten Maßnahmen zur Verhinderung von Aufstoßen.

Augenerkrankungen

Erkrankungen der Augen und der Sehstärke haben eine Vielzahl an Gründen. Da einige davon schwerwiegende Folgen haben können, sind regelmäßige Kontrollen des Sehvermögens im Rahmen der Mutter-Kind-Pass-Untersuchungen ganz wesentlich und sollten auch durchgeführt werden, wenn subjektiv keinerlei Beschwerden vorliegen.

Im Zusammenhang mit der Thematik dieses Buches sei vor allem darauf hingewiesen, dass Hausmittel, wie etwa die beliebte Kamillenauflage, bei jeglicher Form von Beschwerden am bzw. im Auge absolut kontraproduktiv sind und NICHT zur Anwendung kommen sollen, da selbstgemachte Auszüge in der Regel Schwebstoffe enthalten, die das Auge zusätzlich reizen. Das gilt auch für vergleichsweise „harmlose" Entzündungen wie dem Gerstenkorn.

Bauchkrämpfe/Bauchschneiden – Bauchweh

Bauchkrämpfe wie Bauchschneiden (ein eher „scharfer" Schmerz) oder Bauchweh (ein eher „dumpfer" Schmerz) zeigen Probleme im Magen-Darm-Trakt an.

Gelegentlich essen Kinder in ihrer Begeisterung mancherlei durcheinander, was zu Irritationen des Magens führen kann, auch wenn Omas altbekannte Weisungen, keine rohen Äpfel und Wasser gleichzeitig zu sich zu nehmen, sich wissenschaftlich nicht halten lassen. Oft ist es eher ein Zuviel etwa von Süßigkeiten, das sich gut erklären lässt. Zucker ist einer der stärksten „Lockstoffe" für Magensäure. Das heißt, es wird davon mehr produziert und eine ➲ Magenschleimhautentzündung kann die Folge sein.

Bauchschmerzen gehören zu den regelmäßigen Begleitern von ➲ Magen-Darm-Entzündungen, die ihrerseits sowohl von Viren (z.B. Noro-Viren) als auch Bakterien (z.B. Lebensmittelvergiftung) hervorgerufen sein können. Liegt der Schmerz knapp unterhalb des Brustbeins, ist sehr wahrscheinlich der Magen betroffen, liegt er tiefer, der Darm.

Sehr unterschiedlich können Schmerzen bei einer Blinddarmentzündung sein. Sie können sowohl dumpf als auch schneidend scharf in Erscheinung treten. Diesen Schmerz findet man eher im rechten Unterbauch, wo der Blinddarm liegt. Bei Linkshändern liegt er gelegentlich seitenverkehrt auf der gegenüberliegenden Seite, also links. Während früher ganze Generationen von Kindern schon beim geringsten Verdacht auf Blinddarmreizung operiert wurden, entfernt man den Blinddarm heute seltener und nach eingehender Diagnostik. Die Diagnose einer Blinddarmentzündung bei kleinen Kindern ist äußerst schwierig, und oft ist ein Blinddarmdurchbruch bei dieser Altersgruppe nicht vermeidbar. Im Verdachtsfall ist unbedingt ein Arzt aufzusuchen.

Nehmen Kinder versehentlich Stoffe wie Alkohol, Medikamente, Tabak, Reinigungsmittel, Giftpilze oder Giftpflanzen zu sich, ist die Folge eine ➲ Vergiftung, die ebenfalls von Bauchschmerzen begleitet sein kann.

Gerät der Darm an eine falsche Stelle, dann kann das ebenfalls Schmerzen zur Folge haben. Die wichtigsten Ursachen sind der Leistenbruch, bei dem ein Darmabschnitt durch ein Loch der Bauchwand rutscht. Ein weiterer Grund wäre die Darmverschlingung, bei der Darmabschnitte ineinander rutschen, oder die Darmverdrehung, bei der sich eine gekreuzte Darmschlinge um sich selbst dreht. Beides kann zu gefährlichen Situationen führen und ist im Verdachtsfall unbedingt im Krankenhaus abzuklären.

Sehr häufig, aber ebenso harmlos sind Blähungen als Verursacher von Bauchschmerzen – insbesondere bei (männlichen) Säuglingen.

Nicht zuletzt kann bei Bauchweh aber auch die Seele dahinterstecken, wenn sich ➲ emotionaler Stress „auf den Magen schlägt". Bauchschmerzen sind ein typisches und charakteristisches Symptom psychosomatischer Beschwerden, die nicht abgetan und ignoriert werden dürfen, sondern denen auf den Grund gegangen werden muss!

Bauchweh ➲ Bauchkrämpfe

Bettnässen

Darunter versteht man das unwillkürliche Einnässen bei Kindern nach dem 3. bis 4. Lebensjahr (primäres Einnässen) und auch einen unwillkürlichen Harnabgang bei einem vorher sauberen Kind, der meist in der Nacht passiert.

Zumeist liegen keine körperlichen Ursachen vor, aber gelegentlich sind Fehlbildungen oder -funktionen im Bereich der Blase und der ableitenden Harnwege dafür verantwortlich. Daher muss Bettnässen immer abgeklärt werden.

Oftmals signalisiert Bettnässen eine unbewältigte Stresssituation (➲ Stress, ➲ emotionaler Stress), deren Ursache es herauszufinden gilt. Angstvolle Träume etwa können Auslöser sein. Hier sind Tees hilfreich (➲ beruhigende Tees, ➲ Entspannungstee).

Harnwegsinfekte können ebenfalls ebenfalls zu Bettnässen führen, nachdem das Kind schon sauber geworden ist – Mädchen sind hier von der Natur etwas benachteiligt, da sie eine kürzere Harnröhre haben, was unwillkürlichen Harnabgang zur Folge haben kann.

In der Niere wird der unkonzentrierte Harn unter Einwirkung des Hormons Vasopressin stark konzentriert. Bei einem Mangel an diesem antidiuretischen Hormon, bei einem Vasopressinmangel (⮕ Elektrolytmangel), kommt es ebenfalls zu Bettnässen.

Bewegungsmangel

Der Mangel an natürlicher Bewegung ist heute einer der wichtigsten Wegbereiter für verschiedene Störungen des kindlichen Lebens, allen voran für Übergewicht und Konzentrationsstörungen sowie Fehlentwicklungen seitens des Bewegungsapparates. Seitens des Schulsystems wird dem mit der ständigen Reduktion von Turnstunden laufend Vorschub geleistet, die jüngste Ankündigung einer täglichen Turnstunde ist ein erster Schritt in die richtige Richtung.

Das betrifft naturgemäß vor allem Kinder in der Stadt, die nicht die Möglichkeit haben, direkt vor der Tür im Freien ungefährdet zu spielen, und deren Freizeitgestaltung sich stattdessen auf das Sitzen vor dem Computerschirm reduziert.

Die Auswirkungen von Bewegungsmangel sind vielfältig. Die mangelnde Routine in den Bewegungsabläufen führt etwa heute dazu, dass manche Kinder in der Volksschule etwa erst einmal „Laufen" lernen müssen, da sie bei raschen Beinbewegungen zunächst stürzen. Sie sind weit entfernt von einfachen Bewegungsübungen wie dem „Purzelbaum" und müssen in Sachen Bewegung mühsam nachgeschult werden.

Bewegung bedeutet nicht notwendigerweise Spitzensport, ist allerdings ein wesentliches Mittel des körperlichen Ausdrucks, um auch Stimmungen und Befindlichkeiten abzureagieren. Damit ist Bewegung nicht nur ein essentieller Faktor für die „physisch-organische" Gesundheit, sondern vor allem auch für die „seelisch-psychische".

Die Folgen sind nicht nur organische Minderentwicklung in Form von Haltungsschäden, mangelndem Gleichgewichtsvermögen oder Muskelschwäche, sondern auch in Form von Störungen der Aufmerksamkeit oder der seelischen Balance.

Dabei handelt es sich um eine Art Teufelskreis, denn wenn Bewegung nicht zum normalen Alltag gehört und daher Probleme verursacht, dann fördert das naturgemäß nicht die Freude an ihr. Stark vereinfacht ausgedrückt macht Bewegungsmangel träge und Trägheit im Umkehrschluss bewegungsarm.

In einem Leitartikel des angesehenen *British Medical Journal* stellten die Autoren fest: „Der gesundheitliche Nutzen der Bewegung ist so groß, dass sie vermutlich die wichtigste Behandlung ist, die man selber durchführen kann."

Experten empfehlen für Kinder mindestens 60 Minuten Bewegung täglich, wobei sich kleinere Kinder noch entsprechend länger bewegen sollen, um ihre motorischen und kognitiven Fähigkeiten zu trainieren. Die gemeinsame Bewegung im Spiel mit anderen Kindern stellt überdies eine wichtige Größe der Sozialisierung dar.

Darüber hinaus sollten Kinder am Stück nicht länger sitzen als 60 Minuten und danach Lockerungsübungen machen.

Bewegung im Freien – auch bei Schlechtwetter – unter der Voraussetzung einer ausreichend guten Kleidung stellt eine exzellente Methode zur Immunstimulation dar. Es kann großen Spaß machen, „gegen den Schneesturm" zu marschieren oder „gegen den Regen". Hier bewirken bereits zeitlich kleine Einheiten gute Erfolge in Sachen Abwehrsteigerung. Gewaltaktionen der Art „gelobt sei, was hart macht" sind damit aber nicht gemeint, sondern 15 Minuten flottes Marschieren reichen dabei völlig aus.

Weitere Details bietet die aktuelle Broschüre *Bewegungsempfehlungen für Jugendliche*, die 2012 vom Fonds Gesundes Österreich verfasst wurde und im Internet heruntergeladen werden kann (https://www.gesundheit.gv.at/Portal.Node/ghp/public/content/Empfehlungen_Kinder_Jugendliche.html).

Bienenstich ➲ Insektenstich

Blähungen

Befindet sich im Darmtrakt zu viel Luft, kann das sehr unterschiedliche Ursachen haben. Etwa Luftschlucken (Aerophagie) – Säuglinge schlucken beim Trinken an der Mutterbrust gerne und häufig erhebliche Luftmengen mit, die sie wieder loswerden müssen.

Eine meist harmlose Ursache wäre eine einfache ➲ Verstopfung (Obstipation), eine weit dramatischere der Darmverschluss (Ileus) oder eine Darmverengung (Darmstenose), die beide umgehende ärztliche Hilfe erfordern. Auch eine ➲

Magen-Darm-Entzündung kann durch Gärungsprozesse ebenfalls von Blähungen begleitet sein.

Das Symptom gehört auch zu den Zeichen eines sogenannten Laktasemangels. Das ist ein Mangel des Verdauungsenzyms (Laktase), das für eine funktionierende Verdauung von Milchzucker (Laktose) wichtig ist. Ein Laktasemangel (Laktosemalabsorption) sollte unbedingt medizinisch bestätigt werden, bevor mit der Verabreichung einer speziellen Nahrung begonnen wird.

Andererseits können Blähungen signalisieren, dass Teile der Nahrung nicht vertragen werden bzw. eine Allergie besteht (➲ Nahrungsmittelallergie/Nahrungsmittelunterträglichkeit). Hier muss in jedem Falle sehr gewissenhaft – und leider auch ein wenig langwierig – abgeklärt werden, um eine unnötige Belastung des Kindes durch Fehldiäten zu vermeiden.

Immer häufiger findet man bei Kindern die Glutenunverträglichkeit (➲ Zöliakie) – möglicherweise durch zu frühes Zufüttern von Getreideprodukten (vor dem 4. Lebensmonat) und zu kurzes Stillen verursacht. Man erkrankt daran entweder schon als Säugling oder erst im mittleren Erwachsenenalter. Konkret wird ein bestimmtes Eiweiß, das Gluten, nicht vertragen.

Bei hellhäutigen Menschen ist die Mukoviszidose mit 1:1.500 die zweithäufigste angeborene Stoffwechselerkrankung. Sie führt über eine Darmfunktionsstörung zu Blähungen.

Unter ➲ Möglichkeiten bei Blähungen finden sich verschiedene traditionelle Behandlungsansätze.

Blässe

Früher war eine Eisenmangelanämie, bedingt durch eine einseitige und eisenarme Ernährung, eine häufige Ursache für Blässe. Durch die Anämie, dem Mangel an roten Blutkörperchen, erschienen die Kinder blass. Eine andere Ursache war der Vitamin-B_{12}-Mangel (➲ Vitaminmangel), der auch zu einer Störung der Blutbildung gehört. Nicht zuletzt führt auch eine Nierenfunktionsstörung zu Blässe infolge Blutarmut.

Heute sollte man bei blassen Kindern eher an die Begleitsymptome von ➲ Infektionskrankheiten denken.

Im Falle einer ➲ Unterkühlung zieht sich das Blut gleichsam aus den Randregionen des Körpers zurück, um die lebenswichtigen Organe möglichst lange zu versorgen. Das führt unter anderem zu einer Blässe des Gesichts.

Blinddarmentzündung ➲ Erbrechen, ➲ Fieber

Bronchitis

Diese Erkrankung bezeichnet der Volksmund einfach als „Husten" – und dennoch ist die Situation vor allem bei kleineren Kindern deutlich anders als bei Erwachsenen. Begründet ist dies in der Tatsache, dass die betroffenen Strukturen der kindlichen Lunge wesentlich feiner und daher empfindlicher sind als beim Erwachsenen oder größeren Kindern. Jede geringe Schwellung der Schleimhäute führt daher schon zur einer unverhältnismäßig großen Verengung der Luftwege. Die Bronchien sind die großen Verzweigungen der Luftröhre, ausgekleidet mit Schleimhaut, die im Falle der Bronchitis entzündet ist.

Grundsätzlich ist die Bronchitis ein extrem häufiges Krankheitsbild – wenn man es im Zusammenhang mit der banalen Erkältung betrachtet, ist es sogar das häufigste.

Die akute Form wird von einer wesentlich selteneren chronischen sowie der obstruktiv (einengend) asthmatischen unterschieden.

Immer wieder ist Bronchitis auch eine Begleiterkrankung anderer Erkrankungen wie Feuchtblattern, Scharlach, Keuchhusten oder Masern.

Meist wird eine Bronchitis von Erkältungsviren hervorgerufen wie etwa RS-, Adeno-, Coxsackie-, Parainfluenza- oder Influenzaviren (echte Grippe!), die dann zu den typischen Symptomen führen. Der obere Hals-Rachen-Raum ist in den meisten Fällen mitbeteiligt.

Wesentlich seltener sind Bakterien wie Streptokokken, Pneumokokken oder Haemophilus influenzae die Verursacher. Ganz selten können Pilze verantwortlich sein.

Die bakterielle Infektion äußert sich durch hohen Fieberanstieg und eitrig durchsetztem Auswurf. Der CRP-Test, den jede kinderärztliche Ordination machen kann, ist positiv.

Der Krankheitsverlauf der Bronchitis beginnt allgemein mit Abgeschlagenheit und Fieber. Vor allem nachts tritt zunächst trockener Husten auf, der rau bis bellend klingt. Diese Phase kann sehr quälend und durch den Hustenreiz mitunter schmerzhaft sein. Nach wenigen Tagen wird weißlich schleimiges Sekret abgehustet, das gelb-grünlich durchsetzt ist. Wird es abgehustet, sind typische Rasselgeräusche zu hören.

Kleinkinder und Babys verschlucken dieses Sekret häufig. Gelegentlich erbrechen sie es später zusammen mit dem Mageninhalt.

Die Erkrankung dauert rund zwei Wochen. Je kleiner das Kind, umso schwerer muss die Krankheit bewertet werden.

Behandlungsprinzipien

Bei den dominierenden viralen Formen gibt es keine ursächliche Behandlung. Die Maßnahmen richten sich nach den Symptomen.

- Viel trinken, um den Schleim zu verflüssigen.
- Das Kind sollte erhöht liegen, da das die Luftwege entlastet.
- ⮑ Wadenwickel gegen Fieber.
- ⮑ Brustwickel in Abhängigkeit vom Alter des Kindes.
- ⮑ Inhalationen bei größeren Kindern.
- Feuchte Tücher über das Gitterbett oder Wasserverdunster an die Zentralheizung hängen.
- ⮑ Hustensirup vor allem zur Schleimlösung.
- ⮑ Tee bei Husten/Erkältung.
- Bei Erbrechen werden ⮑ Elektrolytlösungen verabreicht, ebenso bei extremem Schwitzen.
- **ACHTUNG: Nicht günstig sind alle Mittel, die den quälenden Hustenreiz eindämmen, da sie gleichzeitig das wichtige Abhusten des Schleims behindern.**

Im Falle einer bakteriellen Infektion werden Antibiotika gegeben, um die Ausweitung in eine Bronchiolitis oder eine Lungenentzündung unbedingt zu verhindern.

Siehe auch ⮑ Natürliche Infektanfälligkeit.

Bronchiolitis

Verfolgt man die Luftwege lungenwärts, gehen die relativ weiten Bronchien in die wesentlich feineren Bronchiolen über. Falls diese Strukturen von einer Entzündung betroffen sind, spricht man von Bronchiolitis. Sie ist immer als eine schwere Erkrankung einzustufen, da hier bereits der Gasaustausch und damit die Versorgung des Organismus mit Sauerstoff bis auf ein dramatisches Maß reduziert sein kann. Meist sind Babys betroffen.

Die Krankheitsbilder

Der Beginn ähnelt einer Bronchitis oder es geht eine Bronchitis voran. Durch den reduzierten Sauerstofftransport kommen aber weitere bedrohliche Symptome hinzu. Die Atemfrequenz wird schneller und es kommt zu Atemnot – dies zeigt sich im sogenannten „Nasenflügeln", einer raschen, flatternden Bewegung der Nasenflügel.

Nun ist höchste Vorsicht geboten und das Kind gut im Auge zu behalten, denn aufgrund des fortschreitenden Sauerstoffmangels können sich Lippen, Zunge oder Haut blassbläulich verfärben.

ACHTUNG: Keinesfalls mehr warten, sofort zügig in die nächste Kinderklinik oder fachärztliche Ordination – möglichst mit vorheriger telefonischer Ankündigung!

Chronische (länger dauernde) & obstruktive Bronchitis

Diese Formen treten meist in Kombination mit anderen Erkrankungen wie Asthma oder schwereren Infektionskrankheiten auf.

Sie können ein Kind extrem schwächen und sich durch Atemnot stark negativ auf den Allgemeinzustand auswirken. Fieber und Appetitlosigkeit schwächen zusätzlich.

Bei obstruktiver Bronchitis klingt der Husten heiser bellend. Das Ausatmen klingt brummend bis pfeifend.

ACHTUNG: Auch hier endet die Wegstrecke der unabhängigen Behandlung mit traditionellen Mitteln und es ist ein Kinderarzt zur weiteren Klärung und zur Verordnung spezieller Medikamente, die die Luftwege erweitern, aufzusuchen.

Darmverschluss ➲ Erbrechen

Depression

Auch Kinder sind nicht vor depressiven Verstimmungen oder gar Depressionen gefeit. Das besondere Problem bei Kindern ist, dass sie unter einem Alter von 8 bis 9 Jahren kaum feststellbar sind, weil sich die betroffenen Kinder nicht dazu äußern.

Laut Studien sind ca. 0,5 % der Kinder betroffen, bei Jugendlichen ist der Prozentsatz höher.

Es können eine Reihe von vielfältigen und völlig uncharakteristischen Symptomen auftreten, wie Nahrungsverweigerung, Stille, Zurückgezogenheit, Niedergeschlagenheit, scheinbar unerklärbare Klagen über Schmerzen oder recht gegensätzliche Zeichen wie erhöhte Aggressions- und Konfliktbereitschaft. All das ist je nach Alter und Entwicklungsstadium völlig unterschiedlich ausgeformt. Die beigefügte Aufstellung der Symptome stellt daher mehr ein Konzept dar als eine stets gültige Wahrheit.

Das ist wichtig zu wissen, denn sonst führt das Auftreten einzelner dieser Symptome zu einer überbesorgten, sicher ungewollten Stigmatisierung eines Kindes.

Wie bei allen psychischen Störungen im Kindes-/Jugendalter, so sind im Verdachtsfall unbedingt speziell ausgebildete FachärztInnen für Kinder- und Jugendpsychiatrie einzubinden, einer noch jungen medizinischen Disziplin.

Dennoch kann grundsätzlich auch bei einem Kind eine Depression auftreten, oft durch einschneidende Veränderungen im Umfeld, wie Verlust nahestehender Menschen, Scheidung, nicht nachvollziehbarer Ortswechsel und dergleichen mehr. Weiters können Traumata in der Schule, etwa durch Lehrer, und in der Familie, etwa durch fortgesetzte Misshandlung, eine Rolle spielen, ebenso wie Mobbing. Tatsache ist aber auch, dass Kinder schwierige Lebenssituationen überraschend besser meistern als viele Erwachsene.

Sehr häufig sind Depressionen mit anderen psychischen Krankheiten oder Fehlentwicklungen kombiniert, sodass die konkrete Diagnose noch schwieriger wird.

Wichtig ist im Verdachtsfall die Hinzuziehung eines Facharztes, da sich diese Diagnosen nicht nur aus „Symptomlisten" erstellen lassen, wie sie in der Psychologie durchaus wohlmeinend gerne verwendet werden. Sie können gegebenenfalls im Einzelfall vielleicht hinweisend sein, beweisend sind sie aber sicherlich nicht und daher eher ein Beitrag zu einer unwillkommenen Stigmatisierung als ein Weg der diagnostischen Abklärung.

Hinweis-Symptomatik nach Fux, 2005

Kleinkind (1–3 Jahre)

- Wirkt traurig, das Gesicht ist ausdrucklos.
- Ist ängstlich und schüchtern.
- Weint schnell oder wird schnell zornig.
- Hat keine Lust zu spielen.
- Schläft schlecht.
- Lutscht viel am Daumen oder spielt mit den Geschlechtsteilen.
- Wiegt sich hin und her.

Vorschulkind (3–6 Jahre)

- Wirkt traurig oder apathisch.
- Zieht sich zurück oder reagiert aggressiv.
- Leidet unter Alpträumen, wacht nachts oft auf.
- Hat keine Freude am Spielen, kann sich aus sonst nicht so recht freuen.
- Verliert Gewicht oder nimmt stark zu. Bewegt sich ungern.

Schulkind

- Erzählt, dass es traurig ist.
- Spricht über Selbstmord.
- Hat Schwierigkeiten in der Schule.
- Fühlt sich von den Eltern vernachlässigt.
- Hat unbegründete Schuldgefühle.
- Hat ein Gefühl der Hoffnungslosigkeit.

Jugendlicher

- Hat wenig Selbstvertrauen.
- Ist teilnahmslos oder ängstlich.
- Kann sich nicht konzentrieren.
- Die schulischen Leistungen nehmen plötzlich ab.
- Hat Schlaf- und Appetitstörungen.
- Fügt sich Verletzungen zu.
- Hat Selbstmordgedanken.

Hier ist unbedingt einschränkend anzumerken, dass das Auftreten entsprechender Symptome nicht BE-, sondern lediglich HINweisend auf eine mögliche Depression ist.

Dermatitis, atopische ➲ Neurodermitis

Drei-Tage-Fieber (Exanthema subitum/Roseola infantum)

Diese Infektionskrankheit (Exanthema subitum, Drei-Tage-Exanthem) wird durch Viren ausgelöst. Konkret handelt es sich um die humanen Herpesviren Typ 6 und Typ 7. Die Viren bleiben nach der akuten Erkrankung lebenslang im Körper und können über den Speichel wieder ausgeschieden werden. Über diesen Weg stecken völlig gesunde Erwachsene Kinder an. Grundsätzlich können alle Kinder daran erkranken, meist sind allerdings Kinder bis zum 24. Lebensmonat betroffen. Bis zum zweiten Geburtstag haben über 95 % der Kinder das Drei-Tage-Fieber bereits durchgemacht.

Wenn man die Erkrankung noch nie gesehen hat, ist sie sehr eindrucksvoll und kann beängstigend wirken. Das Kind bekommt hohes Fieber bis zu 40 Grad, das drei Tage anhält und dann rasch wieder abfällt. In dieser Phase tritt zunächst an Brust, Bauch und Rücken ein fleckiger, rötlicher Hautausschlag auf. Er hält wenige Tage an. Mit dem Auftreten des Ausschlags ist die Krankheit praktisch vorbei.

Im Einzelfall kann es zu Fieberkrämpfen kommen. Dann ist ein Kinderarzt aufzusuchen.

Behandlungsprinzipien

Gegen Drei-Tage-Fieber gibt es wie bei den meisten Virusinfekten kein Medikament. Ab 38,5 Grad Fieber helfen ➲ Beinwickel. Das Kind soll viel trinken, denn Babys und Kleinkinder benötigen bei hohem Fieber viel Flüssigkeit. Durch starkes Schwitzen kann es neben dem Flüssigkeits- auch zu Salzverlust (= Elektrolytverlust) kommen. Dann sind ➲ Elektrolytlösungen sinnvoll.

Durchfall

Dieses Symptom betrifft zunächst die Konsistenz des Stuhls (breiig bis flüssig), aber auch die Zahl der Darmentleerungen.

Es handelt sich mit Sicherheit um eine häufige Beschwerde bei Kindern, die im Falle von Säuglingen – gegebenenfalls verschärft durch hohe Außentemperaturen im Urlaubsland – durchaus sehr rasch gefährlichen, ja lebensgefährlichen Charakter annehmen kann. Dafür sind zwei Faktoren verantwortlich: der Flüssigkeitsverlust, der zu einer massiven Kreislaufschwäche führt, und der damit einhergehende Verlust wichtiger Mineralstoffe, der sich auf wesentliche Organsysteme wie Herz, Gehirn oder Niere auswirkt. Im Extremfall droht ein Schock mit akuter Lebensgefahr.

Größere Kinder kommen damit allgemein besser zurecht, sollten aber nicht alleine gelassen werden.

Sehr bekannt ist die sogenannte Reisediarrhoe (➲ Reisedurchfall), die durch Nahrungsumstellung oder verunreinigtes Wasser verursacht sein kann.

Oft sind ➲ Magen-Darm-Entzündungen mit Viren verantwortlich, wie z.B. Noro- oder Rotaviren. Letztere stellen die häufigsten Ursache für Brech-Durchfall-Erkrankungen bei Säuglingen und Kleinkindern dar. Seit der Impfung gegen Rotaviren ist die Zahl der schweren Rotavirus-bedingten Durchfallerkrankungen in Österreich dramatisch abgesunken.

Bakterien können ebenfalls zu derartigen Infektionen führen, ebenso wie ➲ Vergiftungen etwa mit verdorbenen Lebensmitteln, Pilzen, Chemikalien oder Nikotin.

Immer wieder tritt Durchfall als Begleitwirkung einer Antibiotikatherapie auf, da Antibiotika nicht gezielt nur Krankheitserreger angreifen, sondern auch Bakterien, die für eine gesunde Darmfunktion unbedingt nötig sind (➲ Antibiotika-Nebenwirkung).

Ebenso gehört dieses Symptom zu den wichtigsten Zeichen einer ➲ Nahrungsmittelallergie oder spezifischen Unverträglichkeit bestimmter Nahrungsstoffe wie bei der ➲ Zöliakie oder einer Laktosemalabsorption.

Eine Schilddrüsenüberfunktion (Hyperthyreose) könnte ebenfalls eine seltene Ursache sein, ebenso wie eine Gehirnhautentzündung (Meningitis), die im Gehirn entsprechend auslösende Areale reizt.

Es kann sich mit diesem Symptom allerdings auch die Seele zu Wort melden – wie das etwa bei unbewältigtem ➲ Stress (= Distress) der Fall ist.

Behandlungsprinzipien

Der ehestmögliche Ersatz von Flüssigkeit und Salzen in Form einer oralen Rehydrierungslösung, die in der Apotheke in fertiger Form zu kaufen ist. Je kleiner das Kind, desto größer die Gefahr der Lebensbedrohlichkeit.

Mit zwei Fingern eine Hautfalte abheben. Glättet sich die Haut nach dem Loslassen der Falte nicht sofort wieder, besteht absolute Dehydrierungs- und Schockgefahr. Das Kind ist in eine Klinik zu bringen.

Für den Ersatz von Flüssigkeit und Mineralsalzen siehe ➲ Elektrolytlösung.

Durst, vermehrter

Vermehrter Durst ist zunächst eine lebenswichtige Reaktion, die bei gefährdendem Flüssigkeits- und Elektrolytverlust etwa im Rahmen von ➲ Erbrechen, ➲ Durchfall oder extremem Schwitzen (➲ Elektrolytmangel) verstärkt auftritt.

Übermäßiger Durst zählt aber auch zu den Kardinalsymptomen des Diabetes (Diabetes mellitus 1 und 2 sowie Diabetes insipidus, einem Hormonstoffwechseldefekt im Gehirn).

Auch verschiedene Nierenfunktionsstörungen könnten grundsätzlich verantwortlich sein.

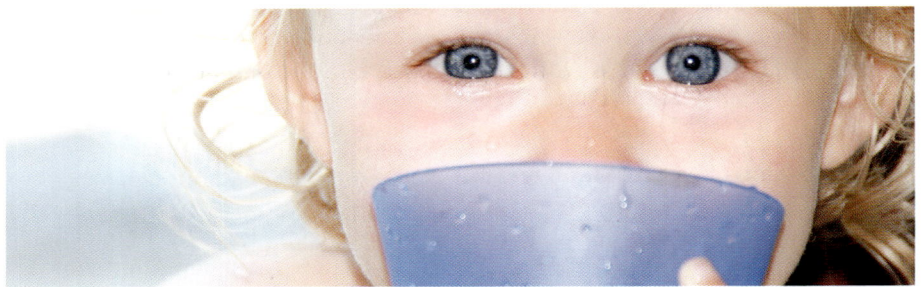

Ekzem, endogenes ➲ Neurodermitis

Elektrolytmangel

Unter Elektrolyten versteht man chemische Verbindungen, an denen Mineralsalze beteiligt sind und die für den Transport elektrischer Ladungen und die Zellfunktionen im Körper Sorge tragen. Sie sind lebenswichtig. Die im Körper vorhandenen Elektrolyte sind Bikarbonat, Calcium, Chlorid, Kalium, Magnesium, Natrium und Phosphat. Der Normalspiegel – jener Spiegel, der die klaglose Körperfunktion gewährleistet – der einzelnen Elektrolyte ist unterschiedlich.

Ein Mangel an Elektrolyten kann durch die unzureichende Versorgung, etwa bei ➲ Essstörungen oder durch erhöhten Verlust wie starkes Schwitzen, ➲ Erbrechen oder ➲ Durchfall entstehen. Das heißt, Flüssigkeitsverlust ist gleichzusetzen mit Salzverlust ist gleichzusetzen mit Elektrolytmangel. Umgekehrt führt Flüssigkeitsmangel ebenfalls zu Elektrolytverlust, da Flüssigkeit erforderlich ist, um Salze im Organismus zu halten.

Die Symptome eines Elektrolytmangels richten sich nach den einzelnen Elektrolyten, die fehlen, ein generalisierter Mangel führt über Müdigkeit, Erschöpfung und Leistungsabfall bis hin zum Salzverlustsyndrom mit Nierenschmerzen und im Extremfall zu Organversagen. Leichte Mängel verlaufen in der Regel symptomlos und unproblematisch.

Die Brisanz des Elektrolytmangels hängt ab vom Alter des Kindes. Bei Babys kann bereits ein relativ geringer Flüssigkeitsverlust zu extremer Salzmangelstörung führen. Ursachen sind meist Erbrechen und Durchfall, möglicherweise – etwa im Urlaub – gesteigert durch Aufenthalt in großer Hitze oder durch Schwitzen und Fieber.

Wenn ein Kind schwitzt, bitte möglichst darauf achten, dass es nicht lange in nassen Sachen im Bett liegt. Immer wieder abtrocknen und frische, trockene Kleidung anziehen. Idealerweise aus Baumwolle oder anderen geeigneten, gut saugfähigen Naturfasern. Beim Kleidungswechsel sollte man sich nicht zu viel Zeit lassen und für eine ansprechende Raumtemperatur sorgen, um zu verhindern, dass sich das Kind verkühlt oder gar eine Lungenentzündung holt.

Schwitzen kann aber auch das Symptom einer Grunderkrankung sein, wie etwa eine Schilddrüsenüberfunktion, angeborene Herzfehler, Herzschwäche oder Lymphome (v.a. Nachschweiß) und Bluterkrankungen. Bei vielen Infektionskrankheiten gehört vor allem der Nachtschweiß zum typischen klinischen Erscheinungsbild.

Überblick über wichtige Mineralien und Elektrolyte

Mineral-stoff (Mengen-element)	Empfohl. Zufuhr-menge Kinder	reiche Lebensmittel (Beispiele)	Funktion im Körper	Besonderheit
Natrium	550 mg	Kochsalzreich: Wurst, Käse, Brot, Salzgebäck, Fisch-konserven, Fertig-produkte.	Erhalt der Ge-webespannung, Regulation des Wasserhaushalts, Bestandteil der Magensäure.	Eine tägliche Koch-salzzufuhr von 6 g pro Tag ist ausrei-chend. Eine stark erhöhte Aufnahme kann zu Bluthoch-druck führen.
Chlorid	830 mg			
Kalium	2000 mg	Bananen, Kartof-feln, Trockenobst, Spinat, Champig-nons.	Erhalt der Gewebe-spannung und Reizweiterleitung im Nervensystem.	Ein Kaliummangel äußert sich durch eine Schwächung der Muskeln.
Calcium	1000 mg	Milch und -produk-te, grünes Gemüse, Hülsenfrüchte, Nüsse, einige Mineralwässer.	Wichtig für den Erhalt von Zähnen und Knochen, wichtiger Faktor bei der Blutgerin-nung, beteiligt an der Weiterleitung von Reizen im Nervensystem und in der Muskulatur.	Eine ausreichende Calcium- und Vita-min-D-Versorgung ist neben ausrei-chender Bewegung wichtig für die Vorbeugung von Osteoporose.
Phosphor	700 mg	Leber, Fleisch, Brot, Milch, Eier, als Zusatzstoff in Lebensmittelverar-beitung.	Zusammen mit Cal-cium am Aufbau von Knochen und Zähnen beteiligt, wichtig für Kon-stanthaltung des pH-Werts.	Phosphor kommt in fast allen Lebens-mitteln vor und wird häufig als Zu-satzstoff verwendet.
Magnesium	männlich 350 mg weiblich 300 mg	Vollkornproduk-te, Milch und -produkte, Leber, Geflügel, Fisch, Kartoffeln.	Wichtig für die Förderung der Knochenminerali-sierung und für die Reizübertragung von Nerven auf den Muskel.	Muskelkrämpfe (z.B. in der Wade) deuten oft auf einen Magnesium-mangel hin. Durch intensive körper-liche Tätigkeiten kann sich der Magnesiumbedarf erhöhen.

Auch psychische Auslöser können verantwortlich sein, z.B. Angstschweiß. Schwitzen ist daher auch ein Element von Stressreaktionen. Nachtschweiß kann somit auch ein Zeichen von Stressabbau sein.

Kinder können zudem unter übermäßigem Schwitzen, einer sogenannten Hyperhidrose, leiden. Das starke Schwitzen beginnt meist zwischen dem 6. und 16. Lebensjahr. Kinder und Jugendliche schwitzen dann unabhängig von der Umgebungstemperatur. Typischerweise sind beide Achselhöhlen, Hände und/oder Fußsohlen betroffen.

Behandlungsprinzip

Es gibt eine Notfall-Rezeptur der WHO für eine selbstgemachte Elektrolytlösung, die bei uns nicht selbst hergestellt werden soll: einfacher und wesentlich sicherer ist es, vorgefertigte Produkte aus der Apotheke zu verwenden. Sie sollten im Kinderhaushalt und auf Urlaubsfahrten niemals fehlen (➲ Elektrolytlösung).

Symptombeispiele einzelner Elektrolytmangelzustände:	
Calciummangel	Empfindungsstörungen, Reizbarkeit und Krämpfe
Magnesiummangel	Muskelzucken, Schwitzen und Krämpfe
Kaliummangel	Muskelkrämpfe, Schwäche und Herzrhythmusstörungen
Zinkmangel	Riech-/Geschmacksstörung, Akne und Nagelverfärbungen

Bei Hyperhidrose sind die Ursachen oft harmlos. Hält sie aber länger an, sollte ärztlicher Rat eingeholt werden. Betroffene Kinder sollten zudem scharfe Gewürze sowie sehr heiße Getränke und Speisen meiden, da diese Schweißausbrüche fördern können. Das Gleiche gilt bei Jugendlichen für Nikotin, Alkohol und Koffein. Man sollte nur Kleidung aus Naturfasern tragen. Entspannungsübungen können zusätzlich helfen, die Beschwerden zu lindern.

Emotionaler Stress, Trauer, Angst

Kinder reagieren auf emotionalen Stress, wie etwa Verlust oder Trauer, sehr unterschiedlich. Art und Intensität der Reaktion sind zunächst vom Alter und den damit verbundenen Möglichkeiten des Ausdrucks von Gefühlen abhängig. Eine weitere wichtige Rahmenbedingung ist ihr Halt in funktionierenden sozialen Strukturen wie der Familie. Je besser sie darin eingebettet sind bzw. je verständnisvoller und kindgerechter ihnen begegnet wird, desto geringer fällt die Reaktion aus. Umgekehrt können Verlusttraumata bei Kindern schwere psychische Irritationen bis hin zur Depression oder Sucht auslösen.

Es ist eine Irrmeinung, Kinder als „kleine Erwachsene" zu betrachten und daraus zu schließen, sie wären aufgrund des Alters oder der geringeren Körpergröße „schwach". Die psychische Stabilität hat mit diesen Parametern nichts zu tun.

Je kleiner das Kind ist, desto geringer sind seine Möglichkeiten, sich über Worte mitzuteilen oder Situationen intellektuell zu erfassen. Je geringer die sprachliche Ausdruckskraft – das ist identisch wie beim Erwachsenen –, desto häufiger treten körperliche Symptome an die Stelle des Gefühlsausdrucks. Auch bei Erwachsenen wissen wir, dass körperliche Schmerzen etwa der Wirbelsäule sehr häufig Ausdruck einer seelischen Überlastung sein können.

Stress entspricht einer Art unsichtbarem Rucksack, den diese Menschen mit sich schleppen, ohne ihn ablegen zu können. Last erzeugt Schmerzen, wenn keine Verarbeitung, kein Abladen möglich ist.

So lässt sich die Tatsache gut verstehen, dass man bei bestimmten Zeichen vermehrt an seelischen Stress denken sollte.

Dazu gehören – und diese Liste kann nur beispielhaft sein –:

- Ein-/Durchschlafstörungen,
- Alpträume,
- nächtliches Einnässen,
- Appetitlosigkeit,
- Müdigkeit,
- Lustlosigkeit,
- Unruhe,
- Konzentrationsstörungen,
- Bauchschmerzen,
- Durchfall,
- Aggression.

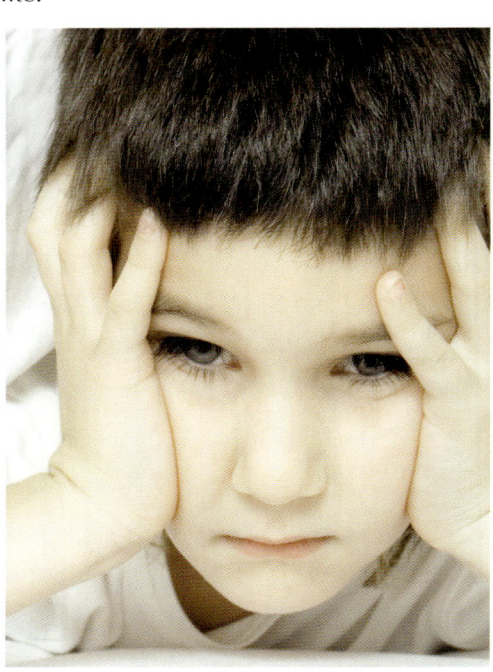

Die Auslöser können sehr vielfältig sein: Beziehungsprobleme in der Familie, Scheidung der Eltern, Konflikte mit Eltern oder Geschwistern, Unrecht durch die Lehrer, Mobbing oder Versagensangst – um nur einige Beispiele zu nennen.

43

Vielfach werden Stressreaktionen bei Kindern nicht erkannt. An die Stelle der Problemaufarbeitung treten häufig „Ersatzdiagnosen" wie etwa ADHS, wenn ein Kind unruhig und unkonzentriert ist.

Behandlungsprinzipien

Wie bei jedem psychischen Belastungszeichen, ist zunächst eine organische Ursache auszuschließen.

Die wichtigste Therapie ist immer das vertrauensvolle Gespräch oder menschliche Nähe und Geborgenheit, wenn das Gespräch aus welchen Gründen auch immer noch nicht möglich ist.

Gespräche lassen sich immer wesentlich leichter führen, wenn man dabei in der Natur spazieren geht oder auf einer Bank im Grünen sitzt. Wenn schon die

Gesprächssituation des Einander-gegenüber-Sitzens belastend ist, kann kaum ein gutes Gespräch entstehen. Dazu sei angemerkt, dass aus unserer Entwicklungsgeschichte heraus die Situation, einander frontal in die Augen zu blicken, zu jenen Ritualen gehören, die eindeutig Kampf signalisieren. Wer einen Hund hat, weiß das. Tiere haben eine unendliche Menge an Konfliktvermeidungsritualen, die allesamt die frontale Konfrontation immer tunlichst vermeiden.

Es gibt zur Aufarbeitung von Stress eine Reihe von nicht medikamentösen Therapieformen – wie etwa die tiergestützte Therapie –, die hier sehr erfolgreich helfen können.

Medikamente sind in den meisten Fällen nicht angebracht. Schon deshalb nicht, weil sie zur Aufarbeitung eines Problems ja keinen Beitrag leisten, sondern nur irgendeine Art der chemischen Manipulation bieten, die die Ursache des Leidens nicht beeinflusst.

Wer sich nicht zu helfen weiß, soll sich nicht scheuen, den Weg zum Kinderarzt, zum Kinder-/Jugendpsychiater oder zum Kinderpsychologen zu wählen. Schon deshalb, weil es dem außenstehenden Betrachter oft viel leichter möglich ist, ein Problem zu identifizieren. Auch Selbsthilfegruppen können unterstützend wirken.

Verschiedene Teerezepturen können diese Bemühungen begleiten (➲ Beruhigende Tees). Wie bei allen Teerezepturen ist anzumerken, dass Kinder anders „schmecken" als Erwachsene, eine „Verfeinerung" mit Honig oder Fruchtsaft kann daher angezeigt sein. Niemand glaubt einem Getränk seine Heilkraft, wenn es grauenhaft schmeckt ☺.

Erbrechen

Erbrechen kann ein Begleitsymptom zahlreicher Erkrankungen sein, kommt für sich allein aber noch viel häufiger vor (nur etwa 5 % der Fälle gehen auf eine Erkrankung zurück) und ist daher vor allem bei größeren Kindern nicht unbedingt ein Grund für den sofortigen Arztbesuch. Wichtig ist – vor allem bei Babys und Kleinkindern – die ausreichende Flüssigkeitszufuhr (➲ Elektrolytmangel). Meistens geht Erbrechen auf verdorbene Nahrungsmittel oder zu große Nahrungsaufnahme zurück. Hohe Temperaturen und auch Migräne sind weitere Gründe, die nicht unbedingt einen Arztbesuch erforderlich machen.

Behandlungsprinzipien

Babys und Kleinkinder sollten bei länger andauerndem Erbrechen auch ohne Anzeichen weiterer Symptome zu einem Arzt gebracht werden, damit sie nicht dehydrieren. Bei gallig-grünem Erbrochenen bzw. Blutbeimengungen ist bei allen Kindern unverzüglich ein Arzt aufzusuchen, es besteht die Möglichkeit einer Blinddarmentzündung bzw. eines Darmverschlusses. Bei Fieberbeteiligung in Verbindung mit Nackensteife, Kopfschmerzen und/oder Krämpfen ist eine Hirnhautentzündung denkbar, weswegen auch in diesem Fall ein Arztbesuch angezeigt ist. Gleiches gilt für den Verdacht auf ➲ Vergiftungen. Auch ➲ Nahrungsmittelallergien sind denkbar und sollten medizinisch abgeklärt werden.

Bei Magen-Darm-Beschwerden, die auch fieberhaft sein können, kann man vor allem bei etwas größeren Kindern auf entsprechende Tees (➲ Tees bei Magen-Darm-Beschwerden) in Kombination mit kurzfristiger Nahrungskarenz zurückgreifen. Zeigt sich nach 2 Tagen keine Besserung, ist auch hier ein Arztbesuch notwendig.

Erdnussallergie ➲ Nahrungsmittelallergien/
Nahrungsmittelunverträglichkeit

Erfrierungen

Sind Körpergewebe längere Zeit besonders tiefen Temperaturen ausgesetzt, kommt es vor allem an ungeschützten oder wenig geschützten Körperteilen wie Zehen, Finger, Nase oder Ohren zu Schäden. Hinsichtlich der Folgen hängt es vom Schweregrad ab, ob Dauerschäden entstehen oder eine vorübergehende Schädigung. Die Haut von Kindern ist wesentlich empfindlicher gegen Temperatureinflüsse, daher kommt es auch leichter zu Erfrierungen. Ein entsprechender Schutz in Form von fetthaltigen Cremen – vor allem im Gesicht – ist ein wirksamer Schutz der sensiblen Kinderhaut. Insbesondere bei Säuglingen ist es wichtig, die Haut durch eine dicke Fettschicht zu schützen, da das Unterhautgewebe mehr Flüssigkeit bei Säuglingen enthält als bei Erwachsenen und daher gegenüber tiefen Temperaturen empfindlicher reagiert.

Die einfachste Unterteilung ist jene in oberflächliche und tiefe Erfrierung. Zunächst schwillt die Haut wie bei einer Entzündung an, ist dabei aber nicht gerötet, sondern porzellanartig blass. Auf das Kältegefühl folgen Taubheitsgefühl sowie teilweise erhebliche brennende oder stechende Schmerzen, die auch das Auftauen begleiten. In dieser Phase ist die Haut dann gerötet.

Bei tiefen Erfrierungen ist die Haut blau. Es bilden sich Blasen. Auf Druck kommt es nicht zu Schmerzen, aber zu einem „Missempfinden", das als dumpf beschrieben wird. Schließlich stirbt das Gewebe ab. An diesem Stellen bilden sich in der Folge Geschwüre.

Behandlungsprinzipien

Nur extrem selten tritt eine Erfrierung ohne Unterkühlung auf. Daher steht bei Unterkühlung die Wiedererwärmung im Vordergrund. Einfache Maßnahme bei kalten Fingern: in die Achselhöhle schieben und Körperwärme nutzen.

Der Wiedererwärmungsprozess kann schon bei oberflächlichen Erfrierungen mit erheblichen Schmerzen verbunden sein!

Erfrorene Köperstellen sollen weder bewegt noch aktiv erwärmt werden – etwa mit Heizkissen oder dergleichen. Tiefe Erfrierungen sollten steril abgedeckt werden.

Notarzt verständigen!

Erkältung – grippaler Infekt

Der grippale Infekt ist eine Erkrankung, die von verschiedenen Viren hervorgerufen wird. Häufig sind es Rhino-, Entero-, Corona-, Adenoviren und jene aus der Familie der Paramyxoviridae. Insgesamt können über 200 Viren eine Erkältung auslösen. Dennoch ist die Symptomatik all dieser unterschiedlichen Erreger sehr ähnlich, sodass die Frage nach dem konkreten Erregervirus nur akademische Bedeutung hat. Grundsätzlich ist diese Art der Infektion nicht gefährlich, aber bei Säuglingen und Kleinkindern bedeutet schon eine minimale Schleimhautschwellung etwa in der Nase nahezu einen Totalverlust des Atemflusses in diesem Organ.

Wie der Name schon sagt, hat die Erkältung mit Kälte zu tun. In der kalten Jahreszeit gibt es deutlich mehr Infektionen, wahrscheinlich bedingt durch längere Aufenthalte in geschlossenen Räumen, die zum Austrocknen der Schleimhäute führen, Beeinträchtigung der Nasen-, Rachenschleimhaut durch Kälte, sodass die Schleimhaut nicht so gut ihrer Reinigungsfunktion nachkommen kann, und andere Faktoren, die durch die kalte Luft hervorgerufen werden. Es konnte auch nachgewiesen werden, dass übermäßig lange und intensive Kälteeinwirkung zu einer Schwächung des Immunsystems führen kann. Dem entspricht etwa der Aufenthalt im Freien ohne ausreichend warme Kleidung oder mit nassen Kleidungsstücken am Körper. Dann führt die Luftbewegung über das Verdunsten der Flüssigkeit zu einem zusätzlichen Abkühleffekt.

Die Viren befallen zunächst die Nasen- und Rachenschleimhaut. Nach einer Inkubationszeit von 1 bis 5 Tagen kommt es typischerweise zu serösem (= schleimigem) Schnupfen, die Nase rinnt. Begleitet wird das von Fieber, Reizhusten, Halsschmerzen und Appetitlosigkeit. Binnen 7 bis 10 Tagen kommt es zur spontanen Abheilung, also einer Selbstheilung.

Je jünger die Kinder, umso unspezifischer ist dabei die Symptomatik. Die speziellen anatomischen Verhältnisse bei Säuglingen und Kleinkindern lassen verstehen, dass ein Schnupfen hier wesentlich weitreichendere Folgen hat als beim Erwachsenen. Sie sind überwiegend „Nasenatmer", und das Anschwellen der Schleimhaut um 1 mm reduziert das Lumen bereits um ca. 40 %! Der daraus resultierende Schleimstau bildet in der Folge einen guten Nährboden für Bakterienwachstum. Es kann grundsätzlich zur sogenannten Superinfektion kommen, die dann häufig die Stirn- und Nebenhöhlen befällt. Das ist sehr schmerzhaft, auch wenn noch keine bakterielle Zusatzinfektion aufgetreten ist.

Am Krankheitsbeginn kann als erstes Infektionssignal das Frösteln stehen. Müdigkeit, Niedergeschlagenheit und Kopfschmerz können auftreten. Gelegentlich kommt es zu einem Temperaturanstieg und Fieber. Weitere Symptome sind Husten, Hals- und Gliederschmerzen. Ist die Verbindung zwischen Nase und Mittelohr durch Schleim verlegt, kommt es zu Druckgefühl, Ohrenschmerzen und das Kind hört dadurch schlechter.

Sind die Verbindungen von Nase zur Stirnhöhle verlegt, zeigt ein Stirnkopfschmerz an, dass eine Nebenhöhlenentzündung aufgetreten ist. Diese Art Kopfschmerz lässt sich mit einem einfachen Trick leicht prüfen. Das Kind sitzt mit gespreizten Beinen auf einem Sessel und beugt den Kopf rasch so weit wie möglich hinunter. Im Falle einer Nebenhöhlenentzündung macht sich der typische Stirnkopfschmerz bemerkbar. Es sollten so rasch wie möglich entsprechende Maßnahmen getroffen werden, wie etwa abschwellende Nasentropfen, mit denen man sonst grundsätzlich vor allem bei Kindern unter dem 3. Lebensjahr zurückhaltend sein sollte.

Fieber – eine Erhöhung der Körpertemperatur – gehört zur Standardausrüstung unseres Immunsystems und signalisiert eine Infektion. Eine erhöhte Körpertemperatur beschleunigt die Stoffwechselvorgänge und die Produktion von weißen Blutkörperchen (Leukozyten). Das Immunsystem arbeitet also schneller als ohne Fieber.

Außerdem fühlen sich die meisten Krankheitserreger bei erhöhten Temperaturen nicht mehr wohl und vermehren sich weniger gut als ohne Fieber.

Damit bietet Fieber dem Immunsystem also einen doppelten Nutzen. Weiters bewirkt es, dass wir uns nicht wohl fühlen, nach Ruhe sehnen und den Körper in seiner speziellen Situation keinen unnötigen Anstrengungen aussetzen.

Erhöhte Temperaturen des Körpers werden unterschiedlich benannt, je nachdem, wie hoch die Temperatur ist.

Bei kleinen Kindern steigt die Temperatur meistens recht schnell auf hohe Temperaturen, selbst hohes Fieber kommt bei ihnen häufiger kurzfristig vor, auch ohne schwerwiegende Erkrankungen.

Temperatur in °C	Bedeutung
36,6° bis 37,4°	Normale Körpertemperatur
37,5° bis 38,0°	Erhöhte Temperatur
38,1° bis 38,4°	Fieber
38,5° bis 38,9°	Mäßiges Fieber
39,0° bis 40,9°	Hohes Fieber
ab 41,0°	Sehr hohes Fieber

Behandlungsprinzipien

Eines brauchen Kinder bei „banalen" Erkältungen sicherlich nicht – das sind Antibiotika. Sie wirken nur gegen Bakterien und wären sogar ein ärztliche Kunstfehler. Es gibt etwa gegen die Erkältung keine ursächliche Therapie, sondern es wird je nach Symptomatik behandelt.

US-Forscher am Nebraska Medical Center fanden heraus, dass Inhaltsstoffe der ⊃ Hühnersuppe Infekte der oberen Atemwege hemmen. Sie untersuchten die Wirkung dieser Suppe auf die sogenannten neutrophilen Granulozyten (weiße Blutkörperchen, die der Körper bildet). Diese sind einerseits für die Abwehr der Viren nötig, sorgen im Übermaß aber auch für Erkältungssymptome wie das Anschwellen der Schleimhäute. Und siehe da: Die Brühe hemmte die Bewegungsfähigkeit der Abwehrzellen und damit die Schleimhautschwellung.

Es stimmt also nicht, wenn böse Zungen behaupten, Hühnersuppe würde deshalb so günstig wirken, weil in der Hühnerzucht besonders viele Antibiotika verabreicht würden. Dennoch raten wir ganz dezidiert zu Hühnern aus biologischer Haltung. Der geschmackliche Unterschied zu einem Billighuhn aus dem Supermarkt ist verblüffend. Es kann also sein, dass Ihr Kind danach nur mehr „gute Hühnersuppe" verlangt.

Die heiße Suppe erhöht außerdem die Körpertemperatur und lindert Gliederschmerzen. Nur die selbst gekochte Hühnersuppe hilft wirklich.

In der Regel haben die Kinder Durst und sollen reichlich Tee trinken. Bei Fieber über 38,5 Grad können ➲ Wadenwickel oder ➲ Schwitzkuren zum Einsatz kommen. Feuchte Wadenwickel leiten durch Verdunstungskälte Hitze aus dem Körper ab. Wichtig ist, dass der ganze Körper einschließlich der Füße bei der Behandlung warm bleibt.

Bei Schwitzkuren mit Tee kommen vor allem Lindenblüten- oder Holunderblütentee als klassische „Fiebertees" zur Anwendung.

Bäder mit einem Zusatz aus Menthol-, Eukalyptus-, Thymian- oder Fichtennadelöl können in der Anfangsphase von banalen Infekten bei größeren Kindern zur Anwendung kommen: Sie fördern die Durchblutung, lindern Gliederschmerzen und erhöhen die Körpertemperatur. Die ätherischen Öle lösen Sekret aus Nase und Bronchien. Die Kinder sollen dafür für etwa zehn Minuten in der Badewanne baden. Bei Fieber sollte man aber auf diese Form verzichten, da die Kreislaufbelastung relativ hoch ist.

➲ Inhalationen mit heißem Dampf, dem ätherische Öle zugegeben werden können, erleichtern das Atmen. ACHTUNG: Für Säuglinge und Kleinkinder sind diese Öle und Präparate aber nicht geeignet. Das gilt auch für Salben, die auf Brust und Rücken aufgetragen werden. Inhalationen können aber auch ebenso mit Kamille und anderen Kräutern durchgeführt werden.

Zweimal täglich sollte das Zimmer – das Kind während dieser Zeit gut einpacken – gut gelüftet werden. Sehr hohe Zimmertemperaturen sind wegen Schleimhautaustrocknung weniger günstig (optimale Raumtemperatur etwa um 18 bis 20°C), es sollte aber darauf geachtet werden, dass sich Kinder in der Nacht nicht abdecken und so abkühlen.

Nur selten kommt es zu einer sogenannten bakteriellen Superinfektion – so heißt in der Medizin eine zusätzliche Infektion mit Bakterien. Erst dann könnten gegebenenfalls – und nur, falls das diagnostisch auch gesichert ist – Antibiotika gegeben werden. Diese Diagnose stellt der Kinderarzt, und heute können fast alle Ordinationen sofort einen CRP-Schnelltest machen, der binnen kürzester Zeit anzeigt, ob eine bakterielle Infektion vorliegt oder eben nicht.

Erschöpfung

Zunächst kann diese sehr einfache Ursachen haben, wie Überanstrengung oder Sport. Insbesondere Kinder, die Bewegung nur ungenügend gewohnt sind, erschöpfen rasch. Das gilt nicht zuletzt für ➲ Übergewicht, das aber keine Ausrede für mangelnde Bewegung sein darf, vielmehr müssen Art und Ausmaß der Bewegung der individuellen Situation des Kindes angepasst werden.

Adipöse Kinder „können nicht können", was Normalgewichtigen gelingt. Es wäre sogar gefährlich, von ihnen das gleiche Leistungsniveau zu verlangen oder sie gar dazu zu zwingen. Hier ist es sinnvoll, durch langsames Steigern der Leistungsgrenze einen moderaten, aber nachhaltigen Trainingseffekt zu erzielen.

Eine sehr häufige Ursache für Müdigkeit und Erschöpfung sind herannahende oder beginnende ➲ Infektionskrankheiten aller Art – das heißt sowohl virale als auch bakterielle. Intensive Hustenanfälle können besonders bei kleineren Kindern rasch zu Erschöpfung führen.

Salz- und ➲ Flüssigkeitsverlust durch Fieber, andauerndes Schwitzen, Erbrechen oder Durchfall bewirken ebenfalls Erschöpfungszustände.

Darüber hinaus können sich hinter langen Erschöpfungszuständen auch innere Erkrankungen wie Diabetes, Anämie, Herzschwäche, Magen-Darm-Erkrankungen, Schilddrüsenunterfunktion oder Nierenschwäche verbergen.

Nicht vergessen sollte man, dass vielen organischen Symptomen auch ein Leiden der Seele zugrunde liegen kann, wie etwa eine ➲ Depression, seelischer ➲ Stress, Isolationsgefühl oder ungelöste Konflikte.

Behandlungsprinzipien

Kurzzeitige Erschöpfungszustände haben meist einfache Hintergründe. Hier achtet man auf Ruhe, ausreichende Versorgung mit Flüssigkeit und gegebenenfalls mit Elektrolyten (siehe ➲ Elektrolytmangel).

Naht eine Infektionserkrankung, kann man bereits im Vorfeld auf die bewährte ➲ Hühnersuppe zurückgreifen.

Bei Ursachen im Magen-Darm-Trakt verabreicht man die ➲ Karottensuppe nach Moro, die dem Darm in vielerlei Hinsicht gut tut. Auch ➲ Haferschleimsuppe beruhigt einen rebellischen Magen-Darm-Bereich. Tees sind eine wertvolle Ergänzung.

Der Seele hilft immer ein behutsames Gespräch und viel Zuwendung.

Dauern Erschöpfungszustände länger an, ohne dass sich eine Erklärung finden lässt, dann ist der Weg zum Kinderarzt das Mittel der Wahl, der mit weiterführender Diagnostik nach den Ursachen fahndet.

Essstörungen

Körperwahrnehmungswahn und bestimmte Vorgaben der Medien sind bei Erwachsenen wesentlich an der Entstehung von Essstörungen beteiligt. Immer häufiger sind allerdings auch Kinder davon betroffen.

Man unterscheidet an wichtigen Formen die Esssucht, bei der überhöhte Nahrungsmengen je Mahlzeit aufgenommen werden, die nervöse Anorexie – also die klassische Magersucht – und die Bulimie, die Ess-Brech-Sucht.

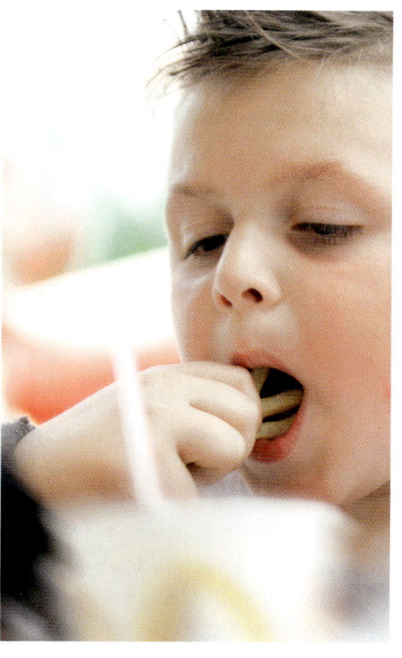

Hinsichtlich der Hintergründe ist nicht immer klar, ob die Fehleinstellung gegenüber der Nahrungsaufnahme von den Eltern in die Kinder hineinprojiziert wird und sie diese gleichsam erlernen, oder ob es sich um eigenständige Phänomene handelt. Das heißt, wenn die Eltern ein Kind unter Druck setzen, „schlank" zu sein, entwickelt es ähnliche Störungen wie Erwachsene.

Ein grundlegendes Problem ist oft ein Strukturmangel, das heißt, geregelte Essenszeiten fehlen gänzlich. Das erschwert dem Kind das Erlernen einer adäquaten Nahrungsaufnahme.

Meist handelt es sich bei Essstörungen um jene Gruppe, die zu einer Unterernährung führen. Bereits bei fehlender altersadäquater Gewichtszunahme kann eine Essstörung zugrunde liegen. In der Regel stehen aber Phasen von übermäßiger Nahrungsaufnahme im Wechsel mit Nahrungsverweigerung oder vorsätzlichem Erbrechen im Vordergrund. Das Essen wird zu einem völlig übersteigert behandeltem Thema. Der Missbrauch von Abführmitteln oder Appetitzüglern kommt vor. Von Untergewicht spricht man ab 15 % unter dem alters- und größenentsprechenden Body Mass Index (kg/m^2).

Sieht man von hormonellen Störungen wie jener des Sättigungsgefühls ab oder von inneren Erkrankungen wie der Schilddrüsenüberfunktion (Untergewicht trotzt intensiver Nahrungsaufnahme), dann handelt es sich bei den Essstörungen vor allem um psychogene Störungen.

Damit ist gemeint, dass die Ursachen in der Seele begründet liegen und daher nicht immer ganz einfach zu erheben sind. Es ist umso schwieriger, je kleiner das Kind ist. Das hängt mit dem Unvermögen zusammen, sich sprachlich ausreichend gut mitteilen zu können.

Daher ist dieses Erkrankungsfeld primär eine Aufgabe der Kinder- und Jugendpsychiatrie, die über geeignete multimodale Behandlungskonzepte verfügt, die auch die Angehörigen mit einbinden.

Behandlungsprinzipien

Zuwendung und Erhebung der seelischen Stressfaktoren, die im Hintergrund oft verborgen sind.

⊃ Tees zur Appetitanregung können versucht werden, sind aber nur sinnvoll, wenn das betroffene Kind diese Art der Hilfestellung auch annehmen möchte.

Druck in jeder Form ist kontraproduktiv, wenn die entsprechende Einsicht fehlt.

Feuchtblattern (Windpocken, Varicellen)

Verursacher sind die Varicella-Zoster-Viren, die extrem ansteckend sind. Grundsätzlich erzeugt eine Infektion eine lebenslange Immunität, aber die Viren bleiben in Nervenzellen verkapselt und können im Erwachsenenalter zur Gürtelrose (Herpes Zoster) führen, die, je nach Verlauf, zu einem sehr belastenden chronischen Leiden werden kann. Sie tritt vor allem in Situationen auf, in denen das Immunsystem geschwächt ist, wie etwa im Alter. Die Übertragung erfolgt durch

Tröpfcheninfektion über Berührung des Bläscheninhalts, Husten oder Niesen. Erst wenn die Bläschen eine Kruste haben, ist die Ansteckungsgefahr vorbei.

Die Erkrankung beginnt häufig an Kopf oder Rumpf mit kleinen roten Flecken, die binnen kurzem Bläschen ausbilden, die stark jucken. Nach ein bis zwei Tagen verkrusten sie. Es bilden sich wiederholt neue Bläschen, sodass man alle Stadien der Erkrankung nebeneinander findet. Feuchtblattern dauern etwa zwei Wochen an und können hinsichtlich ihrer Intensität extrem unterschiedlich sein. Gelegentlich tritt Fieber auf. Das größte Problem ist häufig der quälende Juckreiz, weshalb die Kinder gerne kratzen. Das allerdings kann zu unschönen Narben (daher der Name „Windpocken") und im ungünstigsten Fall zu einer bakteriellen Infektion der Kratzstellen führen.

Ein Sonderthema sind Bläschen im Mund, die aufplatzen und brennen können. Säurehaltige Getränke daher bitte vermeiden. Auch Zucker wirkt ganz besonders reizend.

Grundsätzlich können auch Erwachsene an Feuchtblattern erkranken, die zu 95 % aber immun sind, da sie die Krankheit bereits durchlaufen haben. Je später die Erkrankung auftritt, desto schwerer ist allerdings der Verlauf, und bei Erwachsenen können extreme Komplikationen wie Hirnhaut- oder Lungenentzündung auftreten. Schon aus diesem Grund macht die Impfung Sinn. Schwangere dürfen keinesfalls mit Feuchtblattern in Berührung kommen, sofern sie keine Immunität aufweisen, da schwerste Schäden für das Ungeborene die Folge sein können.

Behandlungsprinzipien

Wie bei allen Viruserkrankungen, so sind auch in diesem Fall nur symptomatische Maßnahmen möglich. Vor allem versucht man, mit Puder die Haut auszutrocknen und den Juckreiz möglichst einzudämmen, der für Kinder sehr quälend sein kann. Frei verkäufliche Lotionen (z.B. Lotio alba) aus der Apotheke können Linderung verschaffen. Zudem wird alles, was kühlt, in der Regel als angenehm empfunden, z.B. kalte Waschungen (max. 35 Grad), Bäder oder Umschläge. Lange Bäder aber bitte vermeiden.

Kamille tut dem Kind gut. Entweder als Badezusatz oder als Kamillelösung zum Gurgeln. Weiters eigenen sich Fichtennadelöl und Kleie-Extrakt als Badzusätze.

Juckreizlindernd sind auch Olivenöl- oder Mandelölsalben mit Avocado.

Die Kleidung sollte nicht eng anliegend sein, sondern locker sitzen. Naturfasern wie Baumwolle reizen die Haut weniger als Kunstfaser.

Kurz geschnittene Fingernägel vermindern Kratzpuren auf der Haut, Säuglinge werden mit Baumwollhandschuhen oder Fäustlingen versorgt. Auch im Bereich der Windeln können diese Bläschen auftreten – dann bitte öfter wickeln, denn im feuchtwarmem Milieu unter der Windel ist der Juckreiz stärker.

Bei Bedarf ➲ Wadenwickel gegen Fieber.

Fieber

Fieber ist bei Kindern eine häufige Begleiterscheinung unterschiedlichster Erkrankungen und ist allein wenig aussagekräftig, da man erst in der Kombination mit anderen Symptomen auf eine bestimmte Erkrankung schließen kann. Ob und wann man mit dem Kind zum Arzt gehen muss bzw. ob man auch auf Hausmittel zurückgreifen kann, hängt dann von der jeweiligen Erkrankung ab.

Details zu Fieber finden Sie unter ➲ Erkältung, grippaler Infekt.

Beachten Sie aber auch:
- ➲ Angina
- ➲ Antibiotika-Nebenwirkung
- ➲ Bronchitis
- ➲ Drei-Tage-Fieber
- ➲ Feuchtblattern
- ➲ Grippe, echte
- ➲ Harnwegsinfekt
- ➲ Kehlkopfentzündung
- ➲ Keuchhusten
- ➲ Lungenentzündung
- ➲ Magen-Darm-Entzündung

Die Krankheitsbilder

- ➲ Migräne
- ➲ Mittelohrentzündung
- ➲ Mumps
- ➲ Nebenhöhlenentzündung
- ➲ Pfeiffersches Drüsenfieber
- ➲ Reisedurchfall
- ➲ Scharlach
- ➲ Stimmbandentzündung
- ➲ Sonnenbrand
- ➲ Sonnenstich
- ➲ Unterkühlung

Zu denken ist aber auch an weitere Erkrankungen, wie beispielsweise Hirnhautentzündung, Mandelentzündung, Blinddarmentzündung, Nierenentzündung oder Hepatitis. Diese Krankheiten gehören ausschließlich in ärztliche Hand, Hausmittel sind hier weder hilfreich noch medizinisch sinnvoll.

Flöhe

Sie sind gleichsam eine Art „Zivilisationskrankheit", die dort vermehrt auftritt, wo Menschen auf engem Raum zusammen sind – also auch in Kindergärten oder Schulen. Es ist enger Körperkontakt notwendig, wie etwa auch in der U-Bahn, in Bussen und Straßenbahnen, um einen Sprung der Flöhe zu einem neuen Wirt zu ermöglichen.

Flöhe sind blutsaugende Parasiten. Es gibt verschiedene Formen, wobei Menschen häufig vom Menschenfloh und ggf. vom Hunde- oder Katzenfloh betroffen sein können. Flöhe sind besonders vom Frühjahr bis Herbst aktiv und können in dieser Zeit mehrere zehntausend Eier legen.

Wo der Floh gebissen und Blut gesaugt hat, entsteht ein kleiner roter Punkt mit einem hellroten Hof. Auffallend ist vor allem der lästige Juckreiz. Grundsätzlich können Flöhe jede Art von Keimen übertragen und zur Verbreitung von Infektionen beitragen.

Behandlungsprinzipien

- Juckreizmindernde Maßnahmen ➲ Juckreizstillung Flohbiss.
- Kühlende Umschläge ➲ Versorgung von Insektenstichen.
- Spezielle Flohlotions/-shampoos aus der Apotheke.

- Vermeidung von Wundinfektionen an den Bissstellen.
- Eliminierung der Flöhe im Haushalt, vor allem in Betten, Polstermöbeln, Ritzen im Boden etc.
- Behandlung der Haustiere, die eine Flohquelle darstellen können. Flohhalsbänder einsetzen und Liegeplätze regelmäßig absaugen.

„Frustfraß"

Ein höchst unmedizinischer, unwissenschaftlicher Ausdruck, und genau deshalb kommt er hier vor. Was wir von Erwachsenen kennen, gibt es natürlich auch bei Kindern. Schokolade als Überbringer des „Glückshormons" Serotonin – gleichsam als „natürliches Antidepressivum".

Manche werden an dieser Stelle lächeln, Grund dazu gibt es keinen. Wenn diese Automatik von Frust, seelischem Leiden oder gar depressiver Verstimmung und Süßigkeitssucht (man gönnt sich ja sonst nichts) zur Automatik geworden ist, dann ist saurer Rat teuer. Der Körper hat sich an den Zuckerfluss gewöhnt und „verlangt" danach mit Hungergefühl und dererlei mehr. Im Blut kann dieser Effekt nachgewiesen werden, es findet sich häufig ein hoher Basal-Insulin-Blutspiegel, der auch den ständigen Appetit und Hunger erklärt.

An jeder Supermarktkasse warten sie, die bunt verpackten Verführer, die wissen, dass das Kind danach schielt, wenn das Förderband mühsam mit dem Wochenkauf beladen wird, nachdem man 15 Minuten warten musste. Meist gibt es dieselben Waren auch an anderer Stelle des Marktes, aber weniger wirksam platziert. Bereits die jüngsten Konsumenten werden so ausgetrickst und ihr Konsumverhalten manipuliert.

Ein fragwürdiger Grundstein ist zudem, Schokolade als Belohnung oder Mitbringsel einzusetzen. De facto mindestens so gefährlich wie Alkohol und Relikt einer Zeit, in der die Menschen unter völlig anderen Bedingungen leben mussten.

Behandlungsprinzipien

Zucker sollte, wenn irgend möglich, in diesem Fall vom Speiseplan verbannt werden. Stattdessen komplexe Kohlenhydrate (solche, bei denen der Körper länger braucht, bis sie aufgeschlossen werden, und die zu keinem raschen Insulinanstieg führen, die einen niedrigen Glykämischen Index aufweisen) bevorzugen: Obst (aber auch hier gibt es „Zuckerbomben"), Gemüse, Vollkornbrotsorten.

Künstliche Süßstoffe sind keine Alternative.

Süßigkeiten sollten für Frustfresser am besten gar nicht mehr eingekauft und die Problematik erklärt werden, wenn das Kind groß genug ist. Keine „süße Lade/ Naschlade" im Haushalt.

Zeit schenken und Gesprächsminuten, immer nach dem jeweiligen Schultag nachfragen, wie es war, ob was weh getan hat oder schmerzhaft war, entwürdigend, demütigend … auch Lehrer sind keine Heiligen – und Mitschüler waren es nie.

Behutsam nach seelischen Auwehs fragen und sie gemeinsam aufarbeiten.

Keinesfalls Spott und Hohn über das Dicksein, denn ab einer bestimmten Phase ist das eine echte Krankheit. Eine Schwäche mag es sein, eine der Seele meist, aber keine Disziplinlosigkeit. Niemand ist „gerne" dick.

Anmerkung: Gute Infos kommen von „www.adipositas-hilfe.at"

Gerstenkorn ➲ Augenerkrankungen

Glutenunverträglichkeit ➲ Nahrungsmittelallergien/ Nahrungsmittelunverträglichkeit, ➲ Zöliakie

Grippaler Infekt ➲ Erkältung

Grippe, echte

Sie wird durch Influenza-Viren hervorgerufen und durch Tröpfcheninfektion übertragen. Sie ist hoch infektiös und darf keinesfalls mit der ➲ Erkältung/dem grippalen Infekt verwechselt werden. Das allerdings ist nicht schwierig, denn sie ist eine sehr schwere Erkrankung mit intensivem Krankheitsgefühl, hohem Fieber und im Einzelfall auch Fieberkrämpfen. Betroffen sind von der Infektion zunächst die oberen Atemwege. Eine kausale Therapie gibt es leider nicht. Es muss daher nach den Symptomen behandelt werden. Alle Komplikationen des grippalen Infekts sind möglich. Ärztlicher Rat ist unbedingt einzuholen. Es kann sein, dass ein sogenanntes Virustatikum verordnet wird, das die Vermehrung der Viren hemmt.

Unterscheidung zwischen dem **grippalen Infekt (Erkältung)** und der **echten Grippe** anhand von Symptomhäufigkeit und -schweregrad				
	Erkältung		Influenza – Grippe	
Symptom	Häufigkeit %	Schweregrad	Häufigkeit %	Schweregrad
Schnupfen	80–100 %	+ + +	20–30 %	+
Kopfschmerzen	25 %	+	85 %	+ + +
Halsschmerzen	50 %	+ +	50–60 %	+ + +
Abgeschlagenheit/Unwohlsein	20–25 %	+ +	80 %	+ + +
Husten	40 %	+ +	90 %	+ + +
Frösteln	10 %	+	90 %	+ + +
Fieber	1 %		95 %	
Muskelschmerzen	10 %	+	60–75 %	+ + +

Behandlungsprinzipien

Es wird nach Symptomen behandelt – identisch zum grippalen Infekt.

Harnwegsinfekt

Damit sind die Besiedelung der Harnwege mit Bakterien und die darauffolgenden Infektionszeichen gemeint. Zu den Harnwegen gehören Harnröhre, Blase, Harnleiter und Niere. Die Symptome sind von der Hauptlokalisation des Geschehens abhängig und werden umso dramatischer, je höher die Infektion aufsteigt.

Bei Befall der Harnröhre, die durch den Urin immer wieder „ausgewaschen" wird, kann eine solche Infektion sogar symptomlos verlaufen. Ist das Nierenbecken betroffen, liegt eine schwere, extrem schmerzhafte Erkrankung vor.

Mädchen haben eine wesentlich kürzere Harnröhre und sind daher ungleich häufiger von Harnwegsinfekten betroffen als Buben. Übertriebene Reinlichkeit im Genitalbereich kann ebenfalls Vorschub leisten.

Bei Neugeborenen steigern Fehlbildungen der Harnwege oder Fehlfunktionen (Blasenentleerungsstörungen) das Infektionsrisiko. Insbesondere, wenn es dabei zur sogenannten Restharnbildung kommt, bei der nicht der gesamte Urin ausgeschieden wird und immer ein „Rest" in den Harnwegen zurückbleibt. Nicht zuletzt können gehäufte Harnwegsinfekte Symptom einer anderen Grunderkrankung wie Diabetes sein.

Die konkreten Symptome hängen von der Hauptlokalisation des Geschehens ab. Häufig findet man (nur) Brennen beim Wasserlassen. Der Harndrang ist verstärkt und es kann zu unbeabsichtigtem Einnässen kommen.

Ganz anders sind die Zeichen einer Nierenbeckenentzündung. Hier kommt (hohes) Fieber hinzu, zudem extreme Scherzen in der Nierengegend und eine starke Verschlechterung des Allgemeinzustandes. Bei jüngeren Kindern können zusätzlich Übelkeit und Erbrechen auftreten.

Bei fiebernden Säuglingen und Kleinkindern ist immer ein Harnwegsinfekt als Ursache auszuschließen. Harnwegsinfektionen können die Nieren schädigen, die dann in weiterer Folge einem „Schrumpfungsprozess" unterliegen, der im Untergang der gesamten Niere enden kann.

Behandlungsprinzipien

Oberstes Ziel ist die Elimination der Keime.

Ganz leichte Infektionen müssen theoretisch nicht unbedingt mit Antibiotika behandelt werden, sondern könnten u.U. auch mit reichlicher Flüssigkeitszufuhr und ➲ Blasentees (größere Kinder) auskommen. Das damit beabsichtigte „Ausschwemmen" der Erreger gibt aber keine Garantie einer kompletten Erregereliminierung. Daher empfehlen sich diese Maßnahmen als Begleitbehandlung zur Antibiotikatherapie, die sich direkt gegen die Keime richtet.

Nur durch die Gabe geeigneter Antibiotika lassen sich auch eventuelle schwere Folgeschäden hintanhalten. Tritt ein Harnwegsinfekt gehäuft auf, sollte nach einer Fehbildung oder nach einer begünstigenden Grunderkrankung gefahndet werden. Liegt organisch nichts vor, kann auch reiner Preiselbeersaft als Präventionsmaßnahme versucht werden. Das bewies eine kürzlich publizierte finnische Studie, die zeigte, dass Kinder, die mit Preiselbeersaft behandelt wurden, signifikant seltener Antibiotikatherapien benötigten.

Hautpilz/Soor

Pilze bevölkern die Erde seit etwa 1,5 Milliarden Jahren. Sie haben sehr unterschiedliche Aufgaben und sind im menschlichen Organismus allgegenwärtig. Unter bestimmten Voraussetzungen können rund 80 Arten für Erkrankungen verantwortlich sein. Der bekannteste Pilz ist wohl Candida albicans. Er gehört zur Gruppe der Hefepilze.

Eine sogenannte Kandidose ist während der ersten sechs Monate relativ häufig – vor allem im Mundraum und Windelbereich. Bei Kleinkindern besteht oft ein Bezug zu einer Therapie mit Antibiotika oder Cortison, seltener zu einer angeborenen Immunschwäche.

Eigentlich ist dieser Pilz ein ganz natürlicher Gast auf Haut und im Darm. Er gedeiht besonders gut in warmer und feuchter Umgebung. Daher findet man ihn etwa in feuchten Windeln oder unzureichend getrockneten Stilleinlagen.

Kommt ein Neugeborenes also etwa über entzündete Brustwarzen mit dem Erreger in Kontakt, kann das noch nicht voll entwickelte Immunsystem den Pilz nicht immer in Schach halten und es kommt zu Mundsoor. Wandert er über das Verdauungssystem weiter, siedelt er sich in den Windeln an.

Mundsoor hat ein relativ typisches Erscheinungsbild durch weiße Beläge auf Zunge und Mundschleimhaut, die sich nur schwer abwischen lassen. Mundgeruch und Trinkunlust können ebenfalls hinweisend sein.

Windelsoor ist von der einfachen Windeldermatitis zunächst nicht leicht zu unterscheiden. Es treten in der Folge aber weiß umkränzte Pusteln und offene Hautstellen auf. Es besteht eine Tendenz zur Ausbreitung auf den gesamten Windelbereich.

Behandlungsprinzipien

Da es sich um eine definierte Infektionskrankheit handelt, stehen entsprechende Medikamente im Zentrum der Therapie. Um die Gefahr einer Reinfektion zu vermeiden, wird manchmal auch die Mutter mitbehandelt.

Diversen Empfehlungen aus der Naturheilkunde muss man sehr reserviert gegenüberstehen, da jede unzureichende Therapie der Verschleppung einer Infektion mit entsprechenden Folgen entspricht.

Hautwolf ➲ Intertrigo

Hepatitis ➲ Fieber

Hirnhautentzündung ➲ Erbrechen, Fieber

Hitzschlag ➲ Sonnenstich & Co.

Impfen ➲ Natürliche Infektanfälligkeit

Infektionskrankheiten

Darunter versteht man alle Erkrankungen, die durch Erreger hervorgerufen werden. Im Wesentlichen können Viren, Bakterien und Pilze verantwortlich sein.

Nahezu allen Infektionskrankheiten gemeinsam ist eine Art Vorläuferstadium, das von Niedergeschlagenheit, Appetitlosigkeit, Übellaunigkeit und Müdigkeit geprägt ist.

Siehe auch ➲ Natürliche Infektanfälligkeit.

Prävention

Wann immer die Gefahr einer Infektion besteht, ist es ratsam, einfache Hygienemaßnahmen zu beachten, wie etwa Händewaschen. Alternativ kann man auch rückfettende Alkohole verwenden, die effizienter desinfizieren und händeschonender sind. Händehygiene vor dem Essen, im Umfeld der Toilettenbenutzung und nach Benutzung von öffentlichen Verkehrsmitteln sollte zum Standard gehören.

Wichtig ist auch, Kinder sich möglichst viel in frischer Luft bewegen zu lassen. Sauerstoff verfügt über eine endlos lange Reihe an heilsamen Qualitäten und ist ein Lebensquell für unseren Organismus. Je besser der Körper mit Sauerstoff versorgt ist, desto stärker ist das Immunsystem.

Gleiches gilt auch für eine gesunde Ernährung. Wer ausreichend Gemüse und Obst zu sich nimmt, braucht auch in „Grippezeiten" keine Vitamintabletten oder ähnliche Zusatzpräparate. Besondere Wirkungen von Vitamin C in Bezug auf Infektionskrankheiten konnten am Menschen übrigens nie nachgewiesen werden.

Siehe auch unter
- ➲ Drei-Tage-Fieber
- ➲ Erkältung – grippaler Infekt
- ➲ Grippe, echte
- ➲ Feuchtblattern
- ➲ Keuchhusten
- ➲ Masern
- ➲ Mittelohrentzündung

- ➲ Mumps
- ➲ Pfeiffersches Drüsenfieber
- ➲ Pilzinfektionen im Ohr
- ➲ Scharlach

Insektenstich

Bienen, Wespen, Mücken, Zecken, Spinnen, Bremsen, Flöhe & Co, sie alle können mehr oder weniger schmerzhaft stechen, wobei es sich im Einzelfall auch um einen Minibiss handeln kann.

Der übliche Insektenstich ist weitgehend harmlos. Er zeigt eine punktförmige Stichmarke, umgeben von einer mehr oder weniger geschwollenen Rötung, die häufig juckt.

Es gibt aber eine Reihe von Ausnahmen, über die man Bescheid wissen sollte. Berücksichtigt ist hier nur die Situation in Europa.

Bienen-/Wespenstiche können auch Ursache einer Allergie sein, die im Einzelfall zu einer dramatischen Reaktion mit notärztlicher Intervention führen kann, wenn etwa eine schnell zunehmende starke Schwellung oder ein (Quaddel-) Ausschlag auf dem Körper eintritt sowie Übelkeit, Frösteln, Schwindelgefühl, Kopfschmerz oder Atembeschwerden vorliegen.

Waren es zunächst Zeckenstiche, die zur Übertragung von FSME (dagegen sollte man impfen!) und Lyme-Borreliose geführt haben, so können heute auch andere Stiche die Borreliose übertragen.

Darüber hinaus können grundsätzlich noch viele andere Keime durch Insektenstiche übertragen werden, was sich in der Regel über massive Entzündungsreaktionen an der Bissstelle zeigt.

Im Mittelmeerraum gibt es bereits ab Dalmatien eine mediterrane Form der „Schwarzen Witwe", eine eher kleine, unscheinbare Spinne, die ein höchst gefährliches Nervengift injiziert, das nicht nur Kindern gefährlich werden kann. Bei Verdacht (starke Schmerzen, Atemnot, Lähmungserscheinungen) sofort eine Klinik aufsuchen. Das ist ein lebensgefährlicher Notfall, der nur in einer Intensivstation behandelt werden kann.

Wespenstachel
im Rasterelektronen-
mikroskop

Behandlungsprinzip

Für den einfachen Insektenstich sind die wichtigsten Maßnahmen Kühlung und Abschwellung. Stacheln müssen mit der Pinzette entfernt werden.

Ätherische Öle helfen, ebenso bestimmte Erden und Rohpflanzenteile oder kühlende Umschläge (➲ Versorgung von Insektenstichen).

Anders beim allergischen Notfall: Vor allem, wenn über Limonade oder Süßspeisen ein Insekt im Mund zum Stich kommt, muss sofort der Notarzt verständigt werden. Bei bekannter allergischer Reaktion auf Wespen/Bienen ist bei den ersten anaphylaktischen Reaktionen die Gabe von Adrenalin über einen Allergie-Pen notwendig. Wenn dies nicht möglich ist, dann Eis oder Eiswürfel lutschen lassen. Eiskalte Umschläge um Hals und Nacken; Umschläge nach wenigen Minuten erneuern, da sie sich rasch erwärmen, beengende Kleidung entfernen. Mund-zu-Mund-Beatmung, falls Atmung zum Stillstand kommt.

Weitere Maßnahmen:

- Das Kind beruhigen!
- Das Kind nicht allein lassen, bis die Rettung eintrifft.

Intertrigo

Diese Erkrankung, im Volksmund „Hautwolf" genannt, ist eine entzündliche Hauterkrankung, die in Hautfalten entsteht, wenn Haut auf Haut zu liegen kommt, Schweiß einwirkt und Hautirritationen entstehen. Zum Beispiel an der Leiste, im Schritt oder in Bauchfalten. Es ist eine Kombination aus Reibung, gestauter Wärme und Feuchtigkeit. Das zerstört die natürliche Hautbarriere. Hinzu kommen Zusatzinfektionen mit Bakterien und Pilzen. Zur Vorbeugung sollen die entsprechenden Stellen trocken und kühl gehalten werden.

Folgende Faktoren fördern die Entstehung einer Intertrigo:

- Übergewicht und Fettleibigkeit – hier kann es bereits bei Normalbelastung zum Reiben der Haut an den Schenkeln kommen.
- Starkes Schwitzen.
- Stereotype Bewegung, z.B. beim Radfahren.
- Mangelnde Bewegung, zum Beispiel aufgrund von Bettlägrigkeit.
- Eng anliegende Kleidung, synthetische Materialien wie Nylon.
- Schlechte allgemeine und persönliche Hygiene, z.B. Urin in der Leiste.
- Warme Umgebungstemperatur, warme Jahreszeit.
- Junges Alter (Säuglinge): Der kurze Hals, die gebeugte Körperhaltung und der rundliche Körper prädisponieren zu Hautfalten.
- Wegbereitende Organerkrankungen wie Diabetes.
- Intertrigo kann sehr hartnäckig immer wieder auftreten, wenn die Risikofaktoren nicht beseitigt werden können.

Behandlungsprinzip

Wenn der Erreger bekannt ist, wird gezielt therapiert. Cortison trägt zur Beruhigung der Hautreaktion bei, ist bei Superinfektion mit Pilzen aber umstritten. Die Austrocknung der Haut wird nicht von allen Hautärzten befürwortet.

Die traditionelle Medizin bietet äußerlich angewendete Tees und Bäder. Tinkturen werden aufgrund des Alkoholgehalts bei Kindern eher nicht empfohlen.

Kehlkopfentzündung (Laryngotracheitis, Laryngitis, Pseudokrupp)

Dabei handelt es sich zunächst um eine Entzündung des Kehlkopfes. Es können auch Luftröhre und Bronchien mitbeteiligt sein. Besonders Kinder während der ersten drei Lebensjahre erkranken. Nach dem 6. Lebensjahr tritt der Pseudokrupp kaum auf.

Es besteht eine gewisse Verwandtschaft zum echten Krupp, der eigentlich die Kehlkopfdiphtherie ist. Bei uns zwar ausgerottet, liegen allerdings Länder, in denen sie nach wie vor vorkommt, in Osteuropa direkt vor unserer Haustür.

Grundsätzlich handelt es sich beim Pseudokrupp um eine Virusinfektion. Verantwortlich können letztlich alle Viren sein, die auch eine Erkältung hervorrufen können. Sie besetzen die Schleimhautregion im Bereich des Kehldeckels (daher Kehlkopfentzündung).

Durch die Infektion kommt es – wie bei der Erkältung auch – zur Schleimhautschwellung im betroffenen Areal. Das heißt, die Luftwege, die bei kleinen Kindern besonders eng sind, verengen sich und behindern akut die Atmung. Gelegentlich kann es auch zu einem Verschluss der Atemwege mit Erstickungsgefahr kommen.

Die Kinder zeigen durch die Atemnot eine stark intensivierte verschärfte Atmung, mit zunehmender Atemnot (v.a. beim Einatmen) ziehen die Kinder Haut und Muskeln oberhalb des Brustbeines und zwischen den Rippen ein. Ein sehr anstrengender Weg, Ausgleich zu schaffen, der rasch zu einem Erschöpfungszustand mit Sauerstoffmangel führen kann. Zusätzlich findet sich bellender Husten und Heiserkeit in der Stimme. All das spielt sich vor allem nachts ab. Im Vorfeld finden sich allgemeine Erkältungssymptome wie Schnupfen, Fieber und Abgeschlagenheit.

Wichtig ist es, das Ausmaß der Atemnot richtig zu beurteilen. Gefährlich wird es, wenn Aufmerksamkeit und Ansprechbarkeit des Kindes sinken, Haut und Lippen blass oder gar blau werden oder im Extremfall Bewusstseinsverlust auftritt.

Etwas tückisch ist die Entwicklung tagsüber, da hier die Symptome deutlich nachlassen können, um in der nächsten Nacht dann erneut wiederzukehren.

Behandlungsprinzipien

In schweren Fällen ist ein Klinikaufenthalt erforderlich, da diese Kinder intensivmedizinischer Betreuung bedürfen. Es sollte bei Pseudokrupp grundsätzlich immer ärztlicher Rat eingeholt werden.

Aufgrund der Atemnotsituation ist eine Pseudokrupp-Attacke sehr eindrucksvoll. Sie erzeugt Angst, Spannung und Aufgeregtheit. Daher ist gezielte Entspannung oberstes Gebot. An allen Fronten. Eltern, die selbst panisch reagieren, übertragen die Emotion natürlich auf das erkrankte Kind. Das kann zu einer Verschlechterung des Zustandes führen. Wer sich dieser Situation nicht gewachsen fühlt, sollte das daher auch unbedingt zugeben und sich keinesfalls in diese Stresssituation begeben. Nur ein ruhiger Erwachsener kann ein Kind beruhigen.

ACHTUNG! Hinsichtlich der traditionellen europäischen Medizin sollte man zurückhaltend sein. Viele der Maßnahmen, die bei der Erkältung angezeigt sind – wie etwa feuchte Luft und Inhalationen – wären hier kontraproduktiv und sogar gefährlich, da sie die Schleimhautschwellung des Kehlkopfbereiches verstärken und so die Atemnot steigern könnten.

Im Wiederholungsfall dient ein Kortisonsaft zur Verhinderung schwerer Verläufe.

Keuchhusten (Pertussis)

Diese Infektionskrankheit wird durch Bakterien hervorgerufen (Bordetella pertussis) und ist genau genommen eigentlich keine Kinderkrankheit mehr. Durch Lücken im Impfschutz (eine Auffrischung ist alle zehn Jahre nötig) ist die Zahl der Erkrankungen seit 1995 wieder im Ansteigen begriffen, nachdem man den Keuchhusten fast ausgerottet glaubte.

Die Übertragung erfolgt durch Tröpfchen-Infektion (Husten, Niesen, Sprechen). Eine ursächliche Behandlung mit Antibiotika ist nur im Anfangsstadium möglich. Daher ist es sehr ratsam, dagegen immer wieder zu impfen.

Die Erkrankung beginnt ähnlich wie eine Grippe mit Niesen, Schnupfen/Nasenrinnen, Halsschmerz und Husten. Man weiß zu diesem Zeitpunkt noch nicht, dass sich ein Keuchhusten entwickelt, allerdings ist die Erkrankung bereits in diesem Stadium ansteckend und die Träger der Infektion übertragen sie während dieser Zeit bereits auf andere. Die Medizin nennt das das „katarrhalische Stadium".

Erst etwa zwei Wochen später treten jene Symptome (konvulsivisches Stadium) auf, die der Krankheit den Namen gaben. Es kommt zu krampfartigen, starken Hustenanfällen, die von keuchendem Einatmen begleitet sind. Besonders nachts kommt es zu diesen typischen Attacken.

Die quälenden Hustenanfälle können auch zu Übelkeit, Würgen und Erbrechen führen.

Es kann zu Fieberanstieg kommen.

Säuglinge zeigen die typischen Symptome nur in geringem Ausmaß – allerdings kann es bei ihnen zu Atemaussetzern kommen, die auch zum Tod führen können.

Die Erkrankung ist schwer, langwierig und auszehrend. Sie dauert über mehrere Wochen an.

Leider ist die Komplikationsrate – insbesondere bei Säuglingen – hoch. Dazu zählen Lungenentzündung, Mittelohrentzündung, Gehirnhautentzündung mit Krampfanfällen und Bewusstlosigkeit. Wichtig: Es gibt dagegen seitens der Mutter keinen „Nestschutz", auch nicht durch das Stillen des Säuglings. Die Erkrankung ist also ab dem ersten Lebenstag ansteckend.

Auch bei größeren Kindern kann es gelegentlich zur Atemnot kommen, weiters zu Nasenbluten, Leisten-, Nabel- oder sogar Rippenbrüchen durch die Anstrengung des gepressten Hustens.

Bleibende Folgeschäden wie Lähmungen, Sehstörungen, Hörstörungen und geistige Behinderung sind möglich.

Es dauert mehrere Wochen, bis der Husten schließlich abgeklungen ist (Erholungsphase). Jeder Erwachsene, der einen Husten hat, der länger als sechs Wochen dauert, ist höchst verdächtig, an Pertussis erkrankt zu sein. Es sind gerade Erwachsene, die dann die Erkrankung auf kleine Säuglinge, die besonders gefährdet sind, übertragen.

Behandlungsprinzipien

Die Medizin versucht in jedem Fall mit einem Antibiotikum Hilfe zu bieten. Die üblichen Hustenmittel helfen kaum. Keuchhusten ist pflegeintensiv. Wenngleich sich die Kinder zwischen den Hustenattacken oft nur wenig krank fühlen, ist die Situation während der Anfälle eine ganz andere, da diese den Körper immens anstrengen. Das Kind sollte aufrecht, leicht vorne übergebeugt sitzen. Bereiten Sie sich auf die Möglichkeit des Erbrechens vor.

Sobald die geringsten Störungen der Atmung auftreten, ist die Rettung zu holen. Wer hier zuwartet, kann wertvolle Minuten verlieren.

Man sollte alles versuchen, um das Kind bei Kräften zu halten, sofern es in der Lage ist, zu essen. Reichlich Flüssigkeit ist ebenfalls wichtig (➲ Tee bei Keuchhusten).

Kopfläuse
(Quelle: Tiroler Landesregierung)

Diese kleinen Schmarotzer sind leider auf dem Vormarsch. Galten sie eine Zeit lang als weitgehend ausgerottet, wurden sie aus dem Ausland wieder vermehrt eingeschleppt. Überall, wo Menschenansammlungen sind, können sie sich optimal verbreiten – also auch in Kindergärten und Schulen.

Um hier gleich einem weit verbreiteten Irrtum entgegenzutreten: Kopfläuse können auch eine hygienisch einwandfrei gepflegte Kopfhaut befallen.

Läuse gehören zur Gruppe der Insekten, sind etwa 2–4 mm lang, grau bis hellbraun, flügellos und haben 3 Paar Beine. An den Beinenden befinden sich Klauen, mit denen sie sich an den Haaren festhalten. Mehrmals am Tag wandern sie auf die Kopfhaut und saugen sich mit Blut voll. Ihre maximale Überlebensdauer ohne diesen Nährstoff beträgt rund 50 Stunden.

Die Befallenen fühlen diese Umtriebe als Juckreiz und beginnen sich an der Kopfhaut zu kratzen. Ein alter boshafter Kinderspruch lautete deshalb, wenn sich jemands kratzte: „Nicht kratzen, waschen!"

Die Jungstadien der Läuse nennt man Larven. Sie sind noch nicht vermehrungsfähig und können noch nicht auf andere Köpfe wanden. Sie leben im Haar für rund eine Woche in den sogenannten Nissen (Hüllen der Läuseeier) und sind nach dem Schlüpfen binnen einer weiteren Woche geschlechtsreif. Reife Weibchen legen bis zu vier Eier täglich ab. Der Gesamtlebenszyklus beträgt 18 Tage (Ei – Larve – Laus – neue Eiablage).

Im Zentrum der Verbreitung steht die Übertragung von Mensch zu Mensch. Läuse müssen krabbeln, denn sie können nicht springen oder fliegen. Haustieren droht keine Gefahr. Ansteckungsrisiko besteht überall dort, wo Köpfe nahe genug zusammenstecken, wie z.B. bei spielenden Kindern oder Bettnachbarn. Über Gegenstände, die mit Haaren in Kontakt gekommen sind, werden Läuse eher selten übertragen.

Das einzige Symptom ist quälender Juckreiz, der häufig erst zwei bis vier Wochen nach der Erstbesiedelung auftritt. Der Juckreiz verursacht Schlafstörungen und damit eine Reduzierung des Gesundheitszustandes.

Die Prüfung auf Läuse wird am nassen Haar mit einem besonders feinzinkigen Nissenkamm durchgeführt. Das Haar wird Strich für Strich gescheitelt und mit einer Leselupe bei gutem Licht nach Läusen und Nissen abgesucht. Die Läuse selbst sind oft schwer zu finden, die ca. 1 mm großen, gleichmäßig geformten glänzenden Nissen jedoch deutlich besser entdeckbar.

Bevorzugt befallene Stellen befinden sich hinter den Ohren, an den Schläfen und im Nacken. Entdeckt man auch nur eine einzige Laus, liegt jedenfalls Läusebefall vor. Er umfasst oft nur wenige Läuse, daher gelten auch Nissen, die innerhalb eines Abstandes von 1 cm, ca. Fingerbreite, von der Kopfhaut entfernt an den Haarschäften kleben, als Befallbeweis.

Werden bei gegebenem Juckreiz weder Läuse noch Nissen gefunden, müssen die Haare noch zwei Wochen lang 2 x pro Woche kontrolliert werden.

Liegt eine Besiedelung mit Läusen vor, muss die Kontrolle und Bekämpfung der Läuse unbedingt nahe Kontaktpersonen, besonders Geschwister, andere Familienmitglieder und Spielkameraden einbeziehen, falls die auch befallen sind. Ansonsten reichen regelmäßige Kontrollen, zwei Wochen lang 2 x pro Woche.

Behandlungsprinzipien

Wenn Läuse und/oder Nissen entdeckt werden, möglichst rasch und umfassend alle potentiell Gefährdeten informieren.

Die handelsüblichen Lausmittel bekämpfen die Läuse, indem sie das Nervensystem der Tiere angreifen und sie damit umbringen. Je nach Wirkstoff sind etwas unterschiedliche Behandlungsintervalle einzuhalten, die den Packungsbeilagen zu entnehmen sind. Wiederholende Behandlungen sind notwendig, um auch die später aus den Eiern geschlüpften Tiere zu vernichten.

Grundsätzlich handelt es sich um eine Ektoparasitose, also eine Infektionskrankheit, bei der der Erreger/Parasit nicht in den Organismus eindringt. Daher hat die Traditionsmedizin weitgehend Pause, mit Ausnahme juckreizstillender Tinkturen (➲ Juckreizstillung bei Flohbiss), denn es gibt eine Vielzahl spezifisch wirksamer Präparate.

Insbesondere die immer wieder kolportierte Verwendung von Teebaumöl ist unzulänglich, daher vor allem ein Beitrag zur Krankheitsverlängerung und damit zur Läuseverbreitung.

Aus Großmutters Zeiten, als das Wissen um Läuse, deren Bekämpfung und Suche noch weit verbreitet war, kommt der Trick, die Haare nach dem Waschen mit Essiglösung zu spülen (mind. 2 EL Speiseessig auf 1 l Wasser). Das hat gleich mehrere Vorteile: Brennt die Spülung auf der Kopfhaut, liegen Kratzdefekte vor. Das Haar bekommt einen schönen Glanz und wird besonders weich. Vor allem aber lassen sich Nissen mit dem Kamm deutlich besser vom Haar ablösen.

Intensität und Dauer der Maßnahmen hängen im Wesentlichen von der Intensität des Befalls und der individuellen Haarmenge ab.

Krätze ➲ Scabies

Kuhmilchproteinallergie ➲ Nahrungsmittelallergien/ Nahrungsmittelunverträglichkeit

Laktoseintoleranz ➲ Nahrungsmittelallergien/ Nahrungsmittelunverträglichkeit

Lungenentzündung

Die Medizin nennt diese Erkrankung auch Pneumonie. Vor der Entdeckung des Penicillins verstarben vier von fünf an bakterieller Lungenentzündung erkrankten Kindern. Das alleine zeigt schon, um welch ernste Krankheit es sich handelt.

Betroffen ist das Lungengewebe bzw. die Alveolen, in denen der Luft-Sauerstoff-Austausch erfolgt. Daher kommt es im Rahmen dieser Erkrankung zu einer relativen Unterversorgung mit Sauerstoff.

Grundsätzlich können die Ursachen recht unterschiedlich sein. Eine erhebliche Zahl von Erregern kann für eine Pneumonie verantwortlich sein. Dazu gehören Bakterien, Viren oder Pilze. Weiters können chemische Substanzen und immunologische Reaktionen eine Pneumonie hervorrufen. Sie kann als eigenständige Erkrankung auftreten oder in der Folge einer Erkältung. Von sekundärer Lungenentzündung spricht man, wenn es bei einer viralen Pneumonie zu einer bakteriellen Zusatzinfektion kommt. Bei der erregerbedingten Lungenentzündung ist der Infektionsweg die „Tröpfcheninfektion" durch Husten, Niesen und dergleichen.

Bakterielle Pneumonien sind in ihrem symptomatischen Erscheinungsbild meist eindrucksvoller als virusbedingte, was deren Erkennung schwieriger macht und die Erkrankung umso gefährlicher. Bakterien erzeugen in der Regel hohes Fieber, während Viruspneumonien sogar „kalt" verlaufen können.

Viren sind die häufigste Ursache der Pneumonie bei Kindern unter zwei (80 %) und zwischen zwei und fünf Jahren (50–60 %). Der Anteil bei über Fünfjährigen beträgt rund 30 %. Viren, die häufig Lungenentzündungen hervorrufen, sind etwa das Influenzavirus, das Parainfluenzavirus, das humane Pneumovirus oder das Respiratory-Syncytial-Virus (RSV). Insbesondere Säuglinge können schwer an einer RSV-Pneumonie erkranken.

Je älter das Kind, desto höher steigt der Anteil an bakteriell verursachten Pneumonien. Entsprechende Keime sind beispielsweise Streptokokken, Staphylokokkus aureus, Pneumokokken oder Hämophilus influenzae. Gegen die beiden letzteren kann man impfen.

Pilze können grundsätzlich auch Lungenentzündungen hervorrufen, tun dies in der Regel allerdings nur dann, wenn gleichzeitig ein Immundefekt, also eine Abwehrschwäche, vorliegt, wie das etwa bei Diabetes gegeben wäre, oder bei Frühgeborenen.

Die Symptome einer Lungenentzündung sind zunächst nicht sonderlich spezifisch, was immer die Gefahr mit sich bringt, dass sie erst spät diagnostiziert wird. Man findet Abgeschlagenheit, Trinkunlust, Appetitlosigkeit, Schüttelfrost und Fieber, schnelle, schwere Atmung bis zur Atemnot, beschleunigte Herzfrequenz (Puls), Husten mit grünlichem oder blutigem Auswurf, begleitet von Brustschmerzen beim Abhusten, „Nasenflügelatmen" (die Nasenflügel bewegen sich deutlich mit der Atmung).

Hinzu kommen weitere Symptome wie ein geblähter Bauch und Bauchschmerzen oder Kopfschmerzen. Gelegentlich wird die Atemnot so stark, dass sich die Lippen bläulich verfärben. Insbesondere Bakterien erzeugen hohes Fieber (bis zu 40°C).

Bei Virusinfektion fühlen sich die Kinder abgeschlagen, klagen über trockenen Husten, Kopf- oder Gliederschmerzen und zeigen leichtes Fieber.

Behandlungsprinzipien

Der Arzt sucht zur Bestätigung seiner Diagnose zunächst nach typischen Atemgeräuschen (Rasselgeräusche). Bei schweren Verläufen ist besonders bei Früh-/Neugeborenen sogar eine Klinikeinweisung erforderlich.

Bakterielle Lungenentzündungen werden mit Antibiotika behandelt. Gegen Viren gibt es keine ursächliche Therapie, daher sind Antibiotika hier wirkungslos. Die Unterscheidung kann durch einen CRP-Test (zeigt spezifisch bakterielle Infektionen an) getroffen werden.

Man versucht bei häuslicher Pflege bestmöglich symptomatisch zu behandeln, wie das bei ➲ Erkältung oder ➲ Grippe auch geschieht.

ACHTUNG: Der Einsatz ätherischer Öle wie Kampfer, Menthol und dergleichen mehr ist erst bei Kindern ab dem vollendeten zweiten Lebensjahr empfehlenswert, da Neugeborene, Babys und Kleinkinder kontraproduktiv reagieren können.

Magen-Darm-Entzündung (akute Gastroenteritis, Durchfallerkrankung)

Die akute Gastroenteritis, wie die Erkrankung in der Medizin genannt wird, hat meist einen infektiösen Hintergrund. Es ist ein sehr häufiges Krankheitsbild, meist hervorgerufen durch Viren oder Bakterien. Grundsätzlich können in Ländern mit niedrigem Hygienestandard auch Parasiten die Verursacher sein.

Der Volksmund spricht von „Darm-Grippe" oder „Magen-Darm-Virus", obwohl die beteiligten Viren mit Grippeviren nichts zu tun haben.

Das Leitsymptom ist Brechdurchfall, hinzu kommen Übelkeit, Erbrechen, Bauchschmerz, breiiger Stuhl.

Wenngleich bei größeren Kindern eine eher harmlose Erkrankung, so ist die Infektion bei Neugeborenen, Säuglingen und Kleinkindern ein bedrohliches Ereignis. Bei ihnen kommt es extrem rasch zur Dehydrierung (Austrocknung), zu Elektrolytverlust (siehe dort) und schwerem Krankheitsgefühl. Folgende Zeichen sind als Alarmsignale aufzufassen: Trinkschwäche, schwacher Saugreflex, hohes Fieber, andauerndes Erbrechen und hohe Stuhlfrequenz, schlechter Allgemeinzustand, eingesunkene Fontanelle (nicht verknöchertes Areal im Bereich des Schädeldaches), apathisches Verhalten.

Treten diese Symptome auf, ist es höchste Zeit für die Fahrt ins Kinderspital.

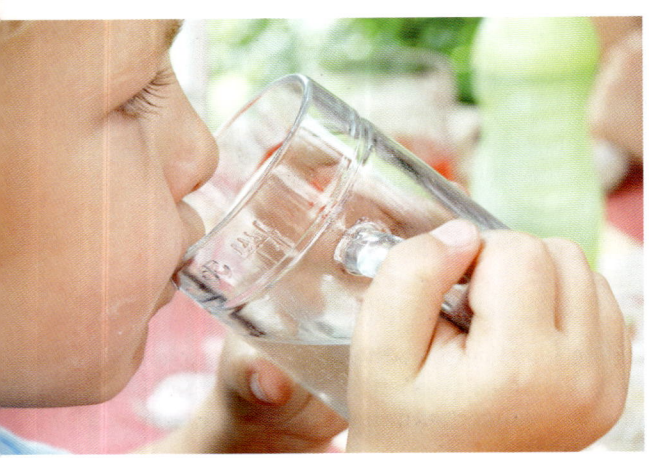

Behandlungsprinzipien

Bei Brechdurchfall verliert der Körper sehr rasch Flüssigkeit und wichtige Elektrolyte (siehe auch dort). Je massiver dieser Verlust, desto intensiver das Krankheitsgeschehen, da so gut wie alle Signalsysteme des Körpers auf das Vorhandensein der Elektrolytbausteine angewiesen sind. Das gilt für die Kommunikation zwischen Zellen genauso wie für jene der Nervenfasern oder der Muskulatur.

Oberstes Ziel ist daher der möglichst rasche Ersatz der Flüssigkeit und auch der Elektrolyte (➲ Elektrolytmangel).

Cola mit Salzstangen ist übrigens keine empfehlenswerte Variante, sondern lebensgefährlich, da durch die hohe Osmolarität der Lösung Wasser in den Darm angezogen wird.

Bei gestillten Säuglingen soll weiter gestillt werden, bei Kleinkindern eine normale Nahrung, gemischte leichte Kost verabreicht werden, um das Magen-Darm-System zu beruhigen und wieder einer normalen Funktion zu zuführen:

- ■ ➲ Karottensuppe nach Moro
- ■ ➲ Haferschleimsuppe
- ■ später ➲ Hühnersuppe

Es gibt auch spezielle Teemischungen, die eine Magenentzündung günstig beeinflussen. Im Falle einer Magen-Darm-Entzündung sollte der Geschmack aber mit Süßstoff verbessert werden und nicht mit Honig oder Zucker, da Zucker zu den stärksten Säurelockern im Magen zählt (➲ Tee bei Magen-Darm-Beschwerden).

Diätetische Hinweise

Wenn der Brechreiz vorüber ist, kann rasch mit Suppen und leichter Kost auf eine normale Ernährung übergegangen werden. Tagelanger Kostaufbau oder Fasten sind obsolet und haben keinen Vorteil, sondern Nachteile für den Magen-Darm-Trakt.

Fettreiche Lebensmittel und große Mengen von Zucker sollen ebenso gemieden werden, wie scharfe und reizende Gewürze.

Magenschleimhautentzündung

Der medizinische Ausdruck für diese Erkrankung ist Gastritis. Der wichtigste Auslöser ist Stress. Auch bei Kindern kann das bereits vorkommen. Weiters kommt ungeeignete Nahrung wie zu scharfe Speisen oder zu kalte Getränke als Auslöser in Frage. Auch im Sommer soll die Temperatur von Getränken angemessen sein, besonders in heißen Regionen. Man möge sich vorstellen, wir würden bei einer Außentemperatur von über 30°C plötzlich mit eiskaltem Wasser geduscht. Das wäre vor allem ein Schock. Diesen Schock sollte man dem Magen ersparen und Eisgekühltes möglichst nicht trinken. Selten kann sich auch ein Vitamin-B$_{12}$-Mangel hinter der Gastritis verbergen.

Das wesentlichste Problem ist, dass Kinder oftmals Probleme haben, sich ausreichend klar mitzuteilen. Und das bei einer Erkrankung, die durchaus erheblich schmerzhaft sein kann. Erwachsene schildern das Schmerzgeschehen „wie ein Messer, das sich im Magen umdrehen" würde. Daher ist eine gute Beobachtungsgabe erforderlich, um die Gastritis als solche zu erkennen. Folgende Anzeichen sprechen dafür: Weinerlichkeit, Appetitlosigkeit, Übelkeit (während der Mahlzeit)/Erbrechen, nach dem Essen Bauchschmerz und auch am Morgen, dunkler Durchfall (Meläna). Letzteres kann auch das Symptom einer Magenblutung sein und das Kind ist rasch zum Arzt zu bringen.

Grundsätzlich ist aber jeder Gastritis-Verdacht ein guter Grund, eine Ordination aufzusuchen, um auch eine Infektion mit Helicobacter pylori auszuschließen.

Behandlungsprinzipien

Es gibt spezielle Medikamente gegen Gastritis.

Hinsichtlich der Ernährung und symptomatischen Behandlung verhält man sich wie bei einer ➲ Magen-Darm-Entzündung.

Masern

Diese Infektion wird durch Masernviren hervorgerufen. Der Impfschutz ist enorm wichtig, da im Zusammenhang mit dieser Krankheit extrem bösartige und lebensgefährliche Komplikationen auftreten können.

Die Übertragung erfolgt durch Tröpfcheninfektion. Infektiös ist die Erkrankung fünf Tage vor Ausbruch des Hautauschlages bis vier Tage danach.

Die Erkrankung beginnt unspezifisch wie eine Erkältung mit Husten, Heiserkeit, Schnupfen und Bindehautentzündung. Es kann zu hohen Fieberschüben, Übelkeit, Hals- und Kopfschmerzen kommen. Die Lymphknoten am Hals sind geschwollen. Die Kinder sind typischerweise wegen der die Masern begleitenden Bindehautentzündung lichtscheu.

Erst nach knapp zwei Wochen tritt das eigentliche Leitsymptom auf, ein fleckiger Hautausschlag, der langsam konfluiert (Flecken fließen zusammen). Er beginnt typischerweise hinter den Ohren. Im Rachen findet sich eine fleckige Rötung, ebenso gelegentlich an der Wangenschleimhaut weiße, kalkspritzerartige Flecken auf gerötetem Grund. In der Abheilungsphase kann es zur Hautschuppung kommen.

In etwa 25 % kann es zu erheblichen Komplikationen mit teilweise extremen Folgeschäden kommen:

- Durchfall,
- Mittelohrentzündung,
- Lungenentzündung (Masernpneumonie),

- Gehirnhautentzündung,
- SSPE (subakut sklerosierende Panencephalitis – schwerste, immer zum Tod führende Entzündung des Gehirns, die Jahre nach der Maserninfektion auftritt).

Behandlungsprinzipien

Virusinfektionen können nicht ursächlich behandelt werden. Das macht die Impfung extrem wichtig. Nicht zuletzt wegen der hohen Komplikationsrate der Maserninfektion. Die Therapie ist damit ausschließlich symptomatisch und richtet sich nach den auftretenden Beschwerden.

Migräne

Es mag verwundern, aber wenn man alle Kopfschmerztypen zusammenfasst, so haben ca. 90 % aller Zwölfjährigen bereits einmal im Leben eine Kopfschmerzattacke hinter sich. Das Kopfschmerzproblem bei Kindern wird während der letzten Jahrzehnte häufiger und könnte ein Zeichen von Reizüberflutung darstellen. Damit ist gemeint, dass das Kind einer höheren Reizdichte ausgesetzt ist, als es aufgrund der entwicklungsbedingten Ressourcen verarbeiten kann. Es führen hinsichtlich der Schmerztypen der Spannungskopfschmerz und die Migräne (Quelle: kopfschmerzforum.at).

Kinder erkranken häufig an einer Migräneform, bei der Übelkeit und Erbrechen im Vordergrund stehen. Dazu können Störungen des Körperschemas und in seltenen Fällen auch Verwirrtheitszustände kommen. Die Attacken können sich durch Reizbarkeit und Unwillen ankündigen. Besonders wichtig ist eine genaue Verhaltensbeobachtung durch die Eltern, vor allem bei kleineren Kindern, die Kopfschmerzen noch nicht verbal äußern können. Migräneattacken bei Kindern zeichnen sich durch folgende Merkmale aus:

- Das Kind hört plötzlich zu spielen auf, ist blass und will sich hinlegen und schlafen.
- Das Kind schläft während der Attacke ein und wacht beschwerdefrei wieder auf.
- Die Anfälle dauern kürzer als bei Erwachsenen.
- Das Kind klagt besonders über Übelkeit und Erbrechen, die anderen Beschwerden sind eher im Hintergrund.

- In manchen Fällen sehen Kinder „phantastische Bilder" (Alice-im-Wunderland-Syndrom).
- Aurasymptome wie Lichtblitze, Gefühlsstörungen an einer Körperseite oder Sprachstörungen kommen bei Kindern seltener vor als bei Erwachsenen.
- Die Kopfschmerzen sind oft nicht einseitig wie bei vielen Erwachsenen, sondern werden häufiger beidseitig, meist im Bereich der Stirn, wahrgenommen.

Es ist ratsam, einen sogenannten Kopfschmerzkalender zu führen, in dem exakt vermerkt wird, wann, in welcher Situation es zu welchen, wie lange dauernden Symptomen gekommen ist. Das hilft dem Kinderarzt bei seiner Beurteilung.

Kopfschmerz als solcher kann natürlich auch Zeichen einer anderen Krankheit sein, wie etwa der Meningitis (Gehirnhautentzündung). Daher soll man darauf achten, was sonst noch an Beschwerden auftritt. Bei folgenden Symptomen sollte man den Arzt unbedingt konsultieren:

- der Schmerz hat ganz plötzlich und heftig eingesetzt,
- hohes Fieber,
- starkes Erbrechen,
- Benommenheit und Apathie,
- Krampfanfall,
- Seh- oder Sprachstörungen,
- plötzliche Schwäche in einem Arm oder Bein.

Behandlungsprinzipien

- Keinesfalls ein „Erwachsenenmedikament" verabreichen.
- Ruhe und Zuwendung.
- Verdunkelung (Reizabschirmung) & Schlaf.
- Kühlende Tücher auf die Stirn.
- Schmerzstillende Medikamente in Rücksprache mit dem Kinderarzt.

Mittelohrentzündung (Otitis media)

Die Mittelohrentzündung gehört zu den häufigsten Erkrankungen im Kindesalter. Entgegen früherer Lehrmeinungen weiß man heute, dass sie vorwiegend von Viren hervorgerufen wird.

Das Mittelohr ist ein luftgefüllter Hohlraum, der nach außen vom Trommelfell begrenzt wird. Zum Nasen-Rachen-Raum besteht ein feiner Verbindungskanal, die

„Ohrtube" (Eustachische Röhre). Das sichert die Belüftung des Mittelohrs. Da inbesondere bei Babys und kleinen Kindern die Ohrtube noch vergleichsweise kurz ist, steigen Krankheitserreger aus Nase und Rachen leicht ins Ohr auf.

Weiters schwellen bei einer Infektion die Schleimhäute an und blockieren so die enge Ohrtube. Dann verschließt das Mittelohr, es kommt zum Sekretstau, wodurch das Wachstum von Bakterien begünstigt wird. Zusätzlich ist dann der Druckausgleich mit der Umgebung nicht mehr möglich, was zu – starken – Schmerzen führen kann.

Vor allem Virusinfekte der Luftwege (Erkältung oder grippale Infekte) sind die Ursache. Gelegentlich kommt es zusätzlich zu einer Bakterieninfektion (bakterielle Mittelohrentzündung).

Häufigste bakterielle Erreger sind die sogenannten Pneumokokken, die auch Lungen- und Hirnhautentzündungen hervorrufen können. Die Impfung gegen Pneumokokken ab dem 3. Lebensmonat vermindert deshalb auch nachhaltig das Risiko, eine bakterielle Mittelohrentzündung zu bekommen.

Die Symptome sind unter anderem abhängig von der Schwere der Entzündung und der Intensität der Schmerzen, die erheblich sein kann. Der Kopf wird immer wieder unruhig gedreht, manche Kinder legen sich auf die schmerzende Seite oder fassen sich ans schmerzende Ohr. Letzteres kann bei leichteren Verläufen sogar das einzige Zeichen sein.

Besonders wenn diese Symptome im Anschluss an einen Schnupfen oder anderen Infekt auftreten, soll man an eine Mittelohrentzündung denken. Die Abklärung erfolgt durch den Kinderarzt.

Nur äußerst selten kommt es so zu einer Entzündung der umliegenden Knochen oder schlimmstenfalls zu einem Übergreifen der Infektion auf die Hirnhäute. Wichtig ist immer die engmaschige kinderärztliche Überwachung.

Siehe auch ➲ Natürliche Infektanfälligkeit.

Behandlungsprinzipien

Bei 80 % aller Kinder ist eine Mittelohrentzündung auch mit starken bis mittel-starken Schmerzen verbunden. Daher werden Säfte mit entsprechend schmerz-stillenden Substanzen verordnet. Diese Maßnahme steht im Vordergrund, da es gegen Viren keine ursächliche Therapie gibt. Abschwellende Nasentropfen sorgen dafür, dass die Schleimhautschwellung in der Ohrtube zurückgeht und die ausreichende Belüftung wieder möglich wird.

Nur bei jüngeren oder besonders gefährdeten Kindern, oder wenn innerhalb von 1 bis 2 Tagen keine Besserung bzw. ein Fieberanstieg eintritt, wird ein Antibiotikum verordnet.

Antibiotika müssen unbedingt „zu Ende" gegeben werden, auch wenn die Schmerzen schon vergangen sind. Andernfalls werden nicht alle Keime abgetötet und die Entzündung flackert wieder auf. Außerdem besteht die Gefahr, dass sich resistente Keime bilden, die dann schwerer zu bekämpfen sind.

Unterstützend wird der Arzt möglicherweise auch abschwellende Nasentropfen verordnen. Sie helfen, die Schleimhäute zu beruhigen und so die Belüftung des Ohres zu verbessern.

Man bietet reichlich Flüssigkeit an.

Als Hausmittel bieten sich ⮑ Zwiebelwickel am Ohr an.

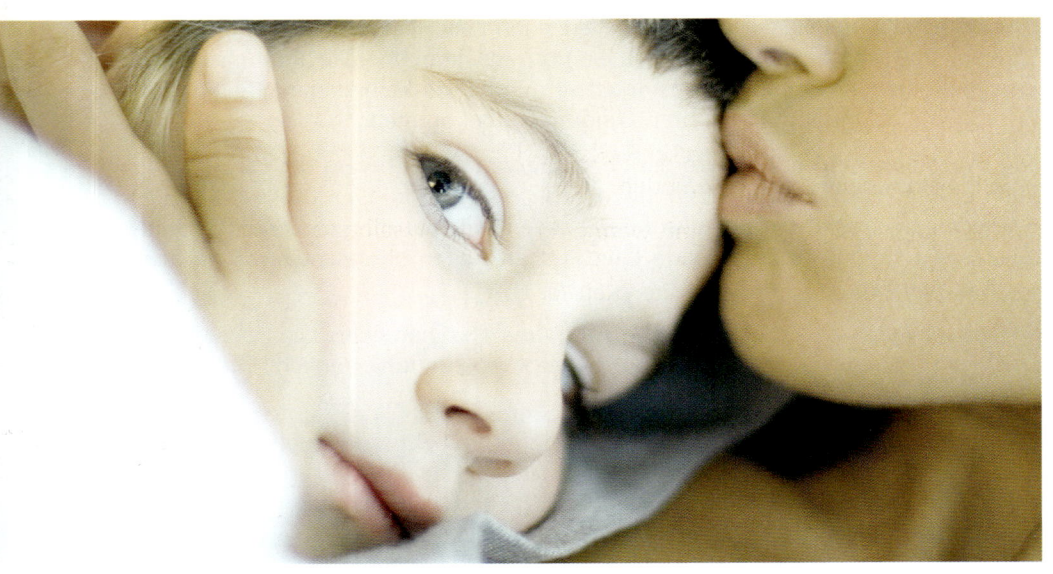

Mumps

Eine Virusinfektion, die man wegen der hohen Durchimpfungsrate der Masern-Mumps-Röteln-Impfung kaum noch sieht. Die Inkubationszeit liegt bei zwei bis drei Wochen. Es kommt zu einer schmerzhaften Schwellung der Ohrspeicheldrüse – daher der lateinische Name *Parotitis epidemica*. Nach wenigen Tagen ist die andere Seite an der Reihe. Die Schmerzen können in die Umgebung (Ohr, Hals) ausstrahlen und sich beim Öffnen des Mundes, Kauen oder Schlucken verstärken.

Trotz geringen Fiebers und nur leichten Krankheitsgefühls sollte das Kind ca. eine Woche Bettruhe einhalten. Wenn kein Fieber auftritt, kann es aufstehen, sollte aber zuhause bleiben.

Das Hauptproblem sind vor allem die Schmerzen, die beim Kauen lästig sein können.

Behandlungsprinzipien

Wärmeanwendungen auf die geschwollene Backe werden von den meisten Kindern als schmerzlindernd empfunden.

Bewährt haben sich Auflagen mit warmer Erzengelwurzsalbe (fertig in der Apotheke), Calendulaöl oder -salbe oder Eukalyptuspaste, die das Ohr bedecken. Auch eine Wärmflasche leistet gute Dienste.

Allerdings mögen manche Kinder die Wärme nicht und reagieren auf kühlende Umschläge mit Topfen oder essigsaurer Tonerde besser.

Flüssig-breiige Kost ist günstig, wenn das Kauen weh tut. Saure Speisen regen die Speichelproduktion an und können die Schmerzen dadurch verstärken.

Gerne angenommen werden Kartoffel- oder Gemüsepürees, Suppen, Joghurt, Pudding oder pürierte, gekochte Obstkompotte. Es kann auch wieder die ➲ Hühnersuppe zum Einsatz kommen.

Muskelverspannung

Eigentlich ist sie Teil eines kleinen Teufelskreises, denn Fehlhaltung oder Bewegungsmangel führen zu Verspannungszuständen der Muskulatur, und Muskelverspannung bewirkt Fehlhaltung. Aber auch über lange Zeit stereotyp ausgeführte Bewegungen wie das Klicken mit der Computermaus können zu Verspannungen und damit zu schmerzhaften Zuständen führen.

Falsche Sitzhaltung führt zu den häufigsten Schmerzen, die durch Muskelverspannung hervorgerufen werden – den Nackenschmerzen. Daneben kann auch Stress zu den Ursachen gehören.

Kommt Kopfschmerz hinzu, dann sollte abgeklärt sein, ob ggf. auch Symptome einer Gehirnhautentzündung oder Migräne auftreten.

Behandlungsprinzipien
- Spannung ruft nach Entspannung.
- Turnübungen für den Nacken.
- Nicht länger als 50 Minuten sitzen, danach aufstehen und lockern.
- Warme Bäder zur Muskelentspannung.

Nahrungsmittelallergie/ Nahrungsmittelunverträglichkeit

Viele Menschen glauben, sie haben eine Nahrungsmittelallergie. Wenige wissen, ob das tatsächlich stimmt. Behauptet wird viel, die Diagnose ist aufwändig, wenn man wirklich gültige Antworten haben will. Zumindest bei Kindern ist das ganz sicher so. Die Nahrungsmittelallergie gehört heute zu den gesellschaftlich und in den Medien sehr präsenten Erkrankungen. Das erzeugt vielfach den Eindruck, dass es sich um eine Art Volkskrankheit handeln könnte.

Unterschieden werden muss zunächst die echte Allergie von der Nahrungsmittelunverträglichkeit. Erstere ist relativ selten. Glücklicherweise entwachsen der häufigsten Nahrungsmittelallergie, der Kuhmilchproteinallergie, ca. 80 bis 90 % der Betroffenen etwa im Alter von drei Jahren. Im Erwachsenenalter beträgt die Inzidenz von Nahrungsmittelallergien ca. 1–3 %. Kinder mit einem allergischen Elternteil haben etwa das doppelte Risiko, an einer Nahrungsmittelallergie zu leiden. Sind beide Elternteile Allergiker, erhöht sich das Risiko um das Vier- bis Sechsfache.

Das Grundprinzip der Nahrungsmittelallergie unterscheidet sich nicht von anderen Allergien. Bei einer Nahrungsmittelallergie betrachtet der Körper einen oder mehrere Stoffe der Nahrung als schädlich. Beginnt der Körper, die Nahrungsbestandteile zu bekämpfen und gegen sie Antikörper zu bilden, können allergische Beschwerden auftreten. Medizinisch gesehen werden sogenannte Antikörper der Klasse E (IgE) gebildet, die Entzündungszellen im Körper besetzen und „scharf machen". Diesen Prozess nennt man Sensibilisierung. Bei neuerlichem Allergenkontakt können explosionsartig Entzündungsstoffe ausgeschüttet werden, die für die allergischen Symptome verantwortlich sind. Zwischen der Sensibilisierung und dem Auftreten erster Symptome können Monate bis Jahre vergehen. Wesentlich ist, dass ein Erstkontakt erforderlich ist, um die Allergie gegen eine bestimmte Auslösersubstanz gleichsam einzurichten, ab dem Zweitkontakt kommt es dann zu den akuten Symptomen.

Die Nahrungsmittelallergie stellt nicht notwendigerweise eine lebenslang wachsende oder gleichbleibende Belastung dar. In Studien findet sich bei der Hühnerei- und Milchallergie bis zum dritten Lebensjahr eine starke Abnahme der Intensität, die sich dann etwa im fünften Lebensjahr stabilisiert. Im Unterschied dazu nehmen Sensibilisierungen gegen Erdnüsse und Fisch im Kindheitsverlauf nicht wesentlich ab.

Echte Allergien auf Nahrungsmittel sind relativ selten und treten bei ca. 5 bis 8 % der Kinder und ca. 1 bis 3 % der Erwachsenen auf. Allergien in den ersten Lebensjahren bilden sich in vielen Fällen wieder zurück.

Man kennt zwei Allergietypen, den Soforttyp und die verzögerte Reaktion. Die Stelle, an der sich allergische Beschwerden zeigen, muss (im Fall der IgE-Allergie) nicht mit der Kontaktstelle identisch sein. Die Symptome der Soforttyp-Allergien treten zumeist sehr rasch – innerhalb von Minuten – oder aber seltener auch „verzögert" nach ein bis zwei Stunden auf. Form und Ausprägung können individuell sehr unterschiedlich sein. Von den Beschwerden sind häufig Mund, Rachen, Nase, Atemwege, Haut und Augen betroffen. Aber auch der Magen-Darm-Trakt, die Lunge sowie das Herz-Kreislauf-System können auf das Allergen ansprechen. Konkret handelt es sich um Beschwerden, wie man sie auch bei anderen Allergien (siehe dort) findet. Nahrungsmittelallergien können daher in schweren Fällen bis zum anaphylaktischen Schock führen und lebensbedrohliche Ausmaße annehmen. Körperliche Anstrengung und Medikamente können die Beschwerden verstärken. Es ist nicht möglich, bestimmten Lebensmitteln typische Symptome zuzuordnen.

Wo aber liegen die Hintergründe und Ursachen? Rund 170 verschiedene Stoffe in unserer Nahrung können verantwortlich sein. Allergische Reaktionen können grundsätzlich gegen jeden Nahrungsmittelbestandteil auftreten. Laut EUFIC (European Food Information Council) in Brüssel sind in Europa die häufigsten Nahrungsmittelallergene in Kuhmilch, Eiern, Soja, Weizen, Krustentieren, Früchten, Erdnüssen und Baumnüssen wie Walnüssen enthalten.

Die Unterschiede zur Nahrungsmittelunverträglichkeit: Die Symptome einer Nahrungsmittelunverträglichkeit können jener einer Nahrungsmittelallergie durchaus ähneln (inklusive Brechreiz, Durchfall und Magenkrämpfe). Lebensmittelintoleranz bedeutet, dass der Körper einen oder mehrere Nahrungsmittelbestandteile nicht richtig verdauen kann. Kinder mit einer tatsächlichen Intoleranz müssen das nicht verträgliche Nahrungsmittel als solches weitgehend unverdaut ausscheiden. Menschen mit einer Intoleranz können dennoch häufig kleine Mengen des Nahrungsmittels ohne Symptome vertragen. Ausnahmen davon sind jene Personen, die gluten- und sulfidempfindlich sind. Die beiden häufigsten Ursachen für eine Lebensmittelintoleranz sind Laktose und Gluten.

Kuhmilchproteinallergie (KMPA)

Im Allgemeinen findet sie sich bei 0,5 bis 4 % der Säuglinge und Kleinkinder. Die Verbreitung sinkt jedoch mit zunehmendem Alter. Die häufigsten Symptome betreffen die Haut (atopisches Ekzem, Nesselausschlag, Juckreiz), die Atmungsorgane (allergischer Schnupfen, allergisches Asthma bronchiale) und das Verdauungssystem (Durchfälle, blutige Stühle oder Verstopfung). Glücklicherweise sind diese Reaktionen jedoch von kurzer Dauer.

Die Allergenität – also die Intensität, mit der sie eine Allergie auslöst – von Kuhmilch kann durch die Hydrolysierung (Aufspaltung) von Milcheiweiß reduziert werden. Bei einer diagnostizierten KMPA müssen die Kinder entweder mit diesen Hydrolysaten oder sogar mit einer Aminosäurenmischung über einen unterschiedlich langen Zeitraum behandelt werden, bis sie eine Toleranz gegen Milch entwickelt haben.

Erdnuss- und Nussallergien

Sie beginnen schon im frühen Lebensalter, können ein Leben lang anhalten und sogar tödliche Folgen haben. Erdnüsse und Baumnüsse wie Mandeln, Paranüsse, Haselnüsse und Walnüsse können schon durch geringsten Kontakt über die unversehrte Haut oder durch Einatmen allergische Symptome entstehen lassen.

In der mildesten Form kommt es zu Hautausschlägen, Übelkeit, Kopfschmerzen sowie zu einem Glottisödem. Unter einem Glottisödem (= Kehlkopfschwellung) versteht man ein akute Schwellung (Ödem) der Kehlkopfschleimhaut. Was beim Erwachsenen zu vergleichsweise harmlosen Symptomen führt, kann beim Neugeborenen zur extremen Bedrohung werden. Schwillt die Schleimhaut in diesem Bereich um nur 1 mm an, dann bedeutet das eine Einschränkung des Luftstromes um bis zu 80 %! Das heißt, das Kind muss nicht nur gegen einen enormen Widerstand ein- und ausatmen, sondern es bekommt auch kaum Luft. Rasche Erschöpfung und akuter Sauerstoffmangel sind die Folge.

Die extremste Form ist ein anaphylaktischer Schock. Jeder Kontakt mit Erdnüssen und Nüssen ist daher unbedingt zu vermeiden, und es sollte immer ein Notfallset mit Adrenalin mitgeführt werden.

Laktoseintoleranz (eigentlich besser Laktosemalabsorption)

Laktose ist eine Zuckerart, die in der Milch enthalten ist. Normalerweise spaltet das Enzym Laktase im Dünndarm die Laktose in einfache Zucker (Glukose und Galaktose). Ist die Enzymaktivität jedoch niedrig, wird unverdaute Laktose in den Dickdarm transportiert. Dort wird sie von den Darmbakterien vergoren, und dies kann die Ursache von Symptomen wie Blähungen, Schmerzen und Durchfall sein. Etwa 70 % der erwachsenen Weltbevölkerung kann nicht genug Laktase produzieren und weist daher ein gewisses Maß an Laktoseintoleranz auf. In Europa ist ein Laktasemangel bei ungefähr 5 % der weißen Bevölkerung vorhanden. Andere ethnische Gruppen weisen mit 50 bis 80 % einen weitaus höheren Anteil auf. Produkte, die einen niedrigen Laktosegehalt haben, wie Hartkäse und Joghurt, werden üblicherweise gut vertragen. Weiters kann der Verzehr von laktosehaltigen Nahrungsmitteln als Teil einer Mahlzeit durch die Reduktion der Menge des laktosehaltigen Nahrungsmittels bei sensitiven Personen jederzeit die Toleranz verbessern.

Glutenunverträglichkeit (siehe auch ⊃ Zöliakie)

Bei dieser Form der Unverträglichkeit – auch Zöliakie oder Sprue genannt – verträgt der Körper Gluten, ein Protein, das in Weizen, Roggen sowie Gerste vorkommt, nicht. Die Verbreitung dieser Erkrankung wird unterschätzt. Bluttests weisen die auf anderem Wege nicht diagnostizierbare Erkrankung in 1 % der europäischen Bevölkerung nach. Dabei gibt es aber regionale Unterschiede, deren Ursache man nicht kennt.

Glutenhaltige Nahrungsmittel beschädigen vor allem die Auskleidung des Dünndarms, der in der Folge kaum noch in der Lage ist, wesentliche Nährstoffe wie Fette, Eiweiß, Kohlenhydrate, Mineralstoffe und Vitamine zu absorbieren. Die Symptomatik umfasst Durchfall, Gewichtsverlust und Magenkrämpfe. Bei Kindern können Symptome von Fehlernährung einschließlich Wachstumsstörungen bis hin zu schweren Gedeihstörungen auftreten. Gegenwärtig ist die einzige Hilfe eine glutenfreie Nahrung. Damit bessert sich der Zustand des Darms allmählich und die Symptome verschwinden.

Die Welt der Kinder muss man hinsichtlich Glutenunverträglichkeit heute recht kritisch beurteilen. Vorschnelle und oberflächliche Diagnosen erzeugen Fehlentscheidungen und machen möglicherweise aus einem gesunden Kind sogar ein krankes. Wichtig ist daher eine sehr genaue und umfangreiche Erfassung der Situation in Kombination mit exakten Labortests, die nur in Spezialkliniken durchgeführt werden. Werden nur Krankengeschichte und Laborwerte erhoben, führt das im Einzelfall oft zu Nahrungskarenzen (Ausschließungen) gegen Lebensmittel, die tatsächlich jedoch problemlos vertragen werden könnten.

Warum ist das so? Die Nahrungsmittelallergie ist in der Bevölkerung ganz offensichtlich überaus „beliebt". Bis zu 34 % der Personen gaben in einer Umfrage an, sie würden darunter leiden. Die tatsächliche Häufigkeit liegt aber weit darunter. Der Weg zu dieser Wahrheit führt allerdings nur über eine sehr gewissenhafte und durchaus aufwändige Diagnostik, der sich viele Menschen nicht unterziehen wollen bzw. der sie ihre Kinder nicht aussetzen möchten.

Oft kann aber schon anhand des ausführlichen Gespräches mit den Eltern die Wahrscheinlichkeit einer bedrohlichen Nahrungsmittelallergie ausgeschlossen werden.

Daher wird – leider – die Diagnose „Nahrungsmittelallergie" auch nach weit einfacheren und ungenaueren Tests wie dem Ritztest an der Haut ausgesprochen. Die Folge sind sogenannte Diäten, deren Sinnhaftigkeit zunehmend hinterfragt werden muss. Insbesondere vermutete Nahrungsmittelallergien bei Säuglingen sind ins Visier der Babynahrungsindustrie gelangt, die ohne ausreichende wissenschaftliche Studienabklärung bereitwillig „Spezialnahrungen" zur Verfügung stellt. Bei größeren Kindern können restriktive Diäten sogar zu schwersten neurologischen Schäden mit lebenslangen Konsequenzen führen. Es ist daher wesentlich, diese diätetischen Maßnahmen unter entsprechender fachlicher Führung umzusetzen. Es gibt Hinweise, dass ergänzend dazu – und nicht anstatt – Chiropraxis, Homöopathie, Akupunktur (nicht Elektroakupunktur), TCM und Probiotika Linderung verschaffen können.

Behandlungsprinzipien

Die therapeutische Linie ist klar und einfach: gezielte, strenge Allergen-Vermeidung, denn die Symptomatik reicht von Juckreiz und Hautausschlag bis zum schwer beherrschbaren anaphylaktischen Schockzustand mit akuter Lebensgefahr.

Nasenbluten

Kinder bekommen häufig Nasenbluten, sei es durch Fremdeinwirkungen (Stürze, beim Sport, beim Spielen usw.) oder auch ohne Berührungen, wenn ein Blutgefäß in der Nase platzt. Auch Nasenbohren, heftiges Schnäuzen oder eine trockene Schleimhaut können Blutungen auslösen. Immer wiederkehrendes Nasenbluten ohne äußere Einwirkung kann aber auch ein erster Hinweis auf eine Blutererkrankung sein.

Behandlungsprinzipien

Um Übelkeit zu vermeiden, sollte das Blut nach außen abfließen können. Das Kind sollte sich also vorbeugen (NICHT nach hinten beugen). Ein kalter Umschlag im Nacken (Kälte verengt die Gefäße) und eventuell das Zusammenpressen des betroffenen Nasenflügels sind hilfreich.

Kann die Blutung nicht gestoppt werden, ist ein Arztbesuch sinnvoll, wo eine Tamponade angelegt wird. Blutet Ihr Kind überdurchschnittlich häufig, wäre die Verätzung des betreffenden Gefäßes durch den Arzt zu überlegen. Eine zugrundeliegende Grunderkrankung wie Bluthochdruck oder eine Gerinnungsstörung sollte ausgeschlossen sein.

Natürliche Infektanfälligkeit

Recherchiert man zu diesem Thema im Internet, findet man eine erstaunliche Zahl von Meinungen, die in Ausformung und Wortwahl geradezu einer Art Glaubenskrieg ähneln. Das verwundert etwas, ist aber möglicherweise in massiven Geschäftsinteressen begründet, die oft hinter solchen „Meinungen" stehen. Tatsächlich ist das kein konfliktreiches, sondern ein recht klar umrissenes Thema.

Die meisten Kinder zeigen im Säuglings- und Kleinkindesalter eine hohe Zahl von Infektionskrankheiten, insbesondere der oberen Atemwege. Bedingt ist das durch eine teilweise Unreife ihres Immunsystems. Vom natürlichen Konzept her bekommt die körpereigene Abwehr in dieser Phase durch die Muttermilch „immunologische Schützenhilfe", was aber dennoch eine erhebliche Zahl von Infekten nicht ausschließt. Daher sind 8 bis 10 unkomplizierte Atemwegsinfektionen pro Jahr in den ersten beiden Lebensjahren durchaus als normal zu betrachten. Einmal im Monat wäre hier also zu viel.

Von dieser natürlichen Infektanfälligkeit wird eine krankheitswertige Infektanfälligkeit unterschieden. Ihr liegt in der Regel eine andere Grunderkrankung zugrunde, das heißt, sie ist selbst Symptom einer anderen Krankheit, die die eigentliche Ursache darstellt, wie etwa Zelldefekte am Immunsystem, Organschäden oder Stoffwechselerkrankungen.

Die Abgrenzung ist in der Regel nicht besonders schwierig und kommt mit der gewissenhaften Erhebung der Krankengeschichte und wenigen Labortests aus. Ein Kind mit chronischer Infektanfälligkeit wirkt neben einem gesunden Kind, das eben im Moment an einem Infekt leidet, deutlich kranker und geschwächter.

Kurz einige beispielhafte Worte zu Atemwegsinfekten. Dazu gehören beispielsweise Bronchitis, Nebenhöhlen- oder Mittelohrentzündung. Sie sind mit Abstand die häufigsten Infektionen in Kindheit/Jugend und stellen die häufigsten Gründe für einen Arztbesuch dar.

In über 80 % sind sie von Viren ausgelöst, wogegen es keine ursächliche Therapie gibt, und dennoch sind sie gleichzeitig der häufigste Grund für völlig sinnlose und im Sinne der Resistenzentstehung letztlich gefährliche Antibiotikaverordnungen. Weit über 50 % dieser Antibiotikaverordnungen sind total nutzlos, da diese Medikamente gegen Viren unwirksam sind und die Unterscheidung, ob es sich möglicherweise um eine Virusinfektion handelt, auf die sich Bakterien aufgesetzt haben, mit ein wenig Geduld binnen 48 Stunden schon aufgrund der Symptome getroffen werden kann.

Weiters steht mit dem CRP-Test – auch wenn dafür einige Euro privat zu entrichten sind – ein guter Schnelltest zur Verfügung, um die Beobachtung der typischen Beschwerden mit einem Laborwert zu bestätigen.

Diese fahrlässigen Antibiotikafehlverordnungen sind sowohl bei Kindern als auch Erwachsenen der Hauptgrund für das Ansteigen von Resistenzen. Darunter versteht man die Bildung von Keimen, die sich gegen Antibiotika erfolgreich zur Wehr setzen, indem sie diese durch vielfältige biologische Tricks ausschalten. So können Bakterien ihr „Wissen" über eine Art Impfung sogar an andersartige Keime weitergeben. Zur Entwicklung dieser Resistenztricks haben die Bakterien weit weniger lange gebraucht als die Entwicklung eines neuen Antibiotikums dauert.

Demgegenüber steht vielfach eine Art „Volksglaube", der Antibiotika noch immer für schnell gesundmachende Wundermittel hält. Gekoppelt ist das gelegentlich auch mit einer völlig übersteigerten Erwartungshaltung gegenüber der vermeintlich modernen Medizin. Tatsache ist, dass uns eine Virusinfektion beim Kind 10 bis 14 Tage teilweise intensiv beschäftigt, denn durch das Fehlen einer ursächlichen Behandlungsmöglichkeit muss man sich auf die Linderung der Symptome beschränken. Das ist sowohl zeitaufwändig als auch intensiv, aber eine Sofortheilungsmethode gibt es nicht. Wer seinem Kind unkritisch Antibiotika gibt, setzt es also einem erheblichen Risiko aus.

Der Hintergrund für eine natürliche Infektanfälligkeit liegt also in der partiellen „Unreife" immunologischer Zellfunktionen, kombiniert mit einer generellen „Antigen-Unerfahrenheit" des noch jungen Abwehrsystems. Es muss sich an den ständigen Totalangriff durch Viren, Bakterien und Pilzen, dem wir ständig ausgesetzt sind, erst „gewöhnen". Verstärkt wird das durch den Aufenthalt in Kinderkrippen und -gärten, wo der soziale Kontakt gleichbedeutend ist mit dem Ausgesetztsein an zusätzlichen Erregern. Hat das Immunsystem seine ersten beiden „Trainingsjahre" hinter sich, kann es mit dieser Situation besser umgehen und hat gegenüber häufigen Erregern eine gewisse Routine erworben. Dennoch kommt es immer wieder zu Erkrankungen bei Virenkontakt, da diese Erreger besonders rasch Mutationen (Abwandlungen) hervorbringen, die das Immunsystem noch nicht zu so gut kennt und daher nicht sofort attackiert.

Zur Abschätzung des Verdachtes auf eine nicht natürliche Immunschwäche wurden in der Medizin zehn Warnsignale definiert.

1. Acht oder mehr Mittelohrentzündungen pro Jahr.
2. Zwei oder mehr schwere Nebenhöhlenentzündungen pro Jahr.
3. Zwei oder mehr Monate einer ineffektiven Therapie mit Antibiotika.
4. Zwei oder mehr Pneumonien pro Jahr.
5. Mangelhafte Gewichts- oder Größenzunahme.
6. Wiederkehrende tiefe Haut- oder Organabszesse.
7. Hartnäckige Candida-Pilzinfekte an Haut/Schleimhaut jenseits des ersten Lebensjahres.
8. Notwendigkeit intravenöser Antibiotikagabe, um Infekte zu heilen.
9. Zwei oder mehr „tiefsitzende" Infektionen (z.B. Gehirnhaut-, Knochenentzündungen).
10. Bekannter primärer Immundefekt in der Familie.

Behandlungsprinzipien

Stillen ist sehr wichtig, hilft aber auch nicht gegen „alles". Es zeigt eine gesicherte Schutzwirkung über mindestens vier Monate bezüglich Abwehr von Magen-Darm-Infektionen und Mittelohrentzündung, möglicherweise auch positive Effekte hinsichtlich Abwehr von Infektionen der unteren Atemwege und Harnwegsinfektionen.

Kinder sollen keinesfalls Zigarettenrauch ausgesetzt sein! Passivrauchen ist ein signifikanter Risikofaktor für ein vermehrtes Auftreten von Atemwegsinfektionen. Die Bedeutung ist derartig hoch, dass es Experten gibt, die es bereits mit fahrlässiger Köperverletzung gleichsetzen, wenn etwa im Auto geraucht und ein Kind mitgeführt wird. Ohne Passivrauchen sinkt die Häufigkeit von Infektionen der oberen und unteren Atemwege um mindestens 30 %.

Impfungen sind nach allen weltweiten Daten die sicherste und effektivste Infektionsprophylaxe. Wesentlich ist, dass das Kind zum Zeitpunkt der Impfung gesund ist. Sollte es zu leichtem Temperaturanstieg oder vorübergehenden Rötungen im Bereich der Impfstelle kommen, dann sind das harmlose Impfreaktionen und keine spektakulären Nebenwirkungen.

Impfstoffe sind heute international noch wesentlich genauer geprüft als Medikamente. Sie unterliegen einer laufenden, endlosen Dauerbeobachtung durch die Gesundheitsbehörden und sind nichts anderes als ein natürliches Trainingsprogramm für das Immunsystem gegenüber häufigen Erregern. Die internationale UNO-Kinder-Charta verpflichtet Ärzte sogar, Kinder zu Impfen, weil diese Prävention die bestmögliche Therapie darstellt. Das alles ist längst und durch zigtausende Studiendaten belegt.

Dennoch gibt es eine starrsinnige und lernresistente Minderheit, die in missionarischem Eifer eine ganz besonders eigenartige Form der „Wirklichkeit" konstruiert. Medizinisch gesehen könnte man auch beschreiben, dass sich diese Menschen eine eigene unverrückbare Art der Wirklichkeit zurechtlegen und darauf beharren. Das wäre nach Karl Jaspers eines der wesentlichen Wahnkriterien. Er bezeichnete das als Unkorrigierbarkeit einer objektiv befremdlichen Überzeugung. Weiters werden von einzelnen Menschen willkürlich wahllose Behauptungen aufgestellt oder Tatsachen aus dem tatsächlichen Zusammenhang isoliert, um sie zu „neuen Fakten" zusammenzubasteln – und diese Überzeugung bedarf keinerlei Beweises. Ein weiteres Wahnkriterium.

Als Beispiel sei hier ein Text zitiert, der an vorsätzlicher Fehinformation nur mehr schwer zu überbieten ist und ganz offensichtliche Unwahrheiten suggeriert:

„Impfstoffe werden teilweise aus abgetöteten, menschlichen Föten oder Krebszellen gezüchtet und bergen wohl noch völlig unbekannte Langzeitrisiken. Oft wird in Hühnereiern gezüchtet, welche mit knapp 40 % als Allergieauslöser Nummer 2 nach der Kuhmilch bekannt sind. Weiters: Aluminiumhydroxid, ein Aluminiumsalz, das als starkes Allergen bekannt ist. Rekombinante Hefezellen die gentechnisch verändert sind. Formaldehyd, welches laut WHO als krebserregend gilt. Thiomersal, eine Quecksilberverbindung, die zu 50 % aus hochgiftigem Quecksilber besteht. Antibiotika."

Impfungen aus Krebszellen? Ja, das gibt es! Seit 2013 ist in den USA ein therapeutischer Impfstoff gegen Prostatakrebs zugelassen, zu dessen Entwicklung Oberflächeneigenschaften von Krebszellen an diesen Zellen entnommen wurden, um zu lernen, wie man sie zerstört. Der Prostatakrebs ist aber eine Erkrankung des fortgeschrittenen Mannesalters ….

Abgetötete menschliche Föten? Das unterstellt die Weiterverwendung menschlichen Zellgewebes aus Abtreibungen. Eine besonders abartige Behauptung. In

Österreich werden Föten per Gesetz ebenso wie amputierte Körperteile einer kontrollierten Massenbestattung zugeführt. Alles andere wäre Kriminalität.

Impfstoffe, Hühnereier & Allergie? Allergien sind keine Infektionserkrankungen und können daher auch nicht per Impfung „übertragen" werden. Weiters gibt es keine wie auch immer gearteten speziellen „allergieerzeugenden" Hühnereier, die hier ursächlich beteiligt sein könnten. Es stimmt, dass Hühnereier unter den Nahrungsmittelallergenen eine wichtige Bedeutung haben, aber die echte Nahrungsmittelallergie ist eine extrem seltene Erkrankung. Wäre die Argumentation schlüssig, würde vor diesem Hintergrund eine Impfung bei Betroffenen binnen weniger Minuten einen massiven allergischen Schock auslösen.

Aluminiumhydroxid? Das ist eine völlig natürliche, in Form verschiedener Minerale vorkommende chemische Verbindung. Es ist derartig harmlos, dass es in zahlreichen, frei verkäuflichen und millionenfach eingenommenen Mitteln zur Neutralisierung der Magensäure enthalten sein darf. Weiters ist es in Deodorants enthalten, da es die Schweißdrüsen verschließt. In Impfungen ist es enthalten, um die Wirkung des Impfstoffes zu verstärken. Es hilft, dass nicht mehrere Stiche ertragen werden müssen, sondern das Immunsystem bereits bei einer einzigen Impfung ausreichend reagiert. Darüber hinaus wird Aluminium ständig über Lebensmittel aufgenommen. Es kann grundsätzlich für Rötungen an der Einstichstelle verantwortlich sein.

Hefezellen?
Wir verdanken es einem Schimmelpilz, dass das Penicillin entdeckt wurde. Die Gewinnung von Substanzen auf Pilzzellkulturen ist daher keine beunruhigende Neuigkeit, wenn man Bescheid weiß.

Thiomersal? Ja, das ist ein Quecksilbersalz, das in Spuren in manchen Impfstoffen vorhanden sein kann. Es dient als eine Art Antiseptikum, um die Impfstoffe sauber zu halten. So wirkt es auch im menschlichen Körper. Vor mehr als 20 Jahren behaupteten amerikanische Impfgegner, es würde durch wiederholte Impfungen im menschlichen Organismus „Autismus" auslösen, eine psychiatrische Erkrankung. „Abgeleitet" wurde das aus der Fähigkeit von Quecksilber, in hohen Konzentrationen als Nervengift zu wirken. Obwohl die Impfgegner jeden wissenschaftlichen Beweis dieser Behauptung schuldig blieben, wurde international sofort intensiv nach möglichen Hinweisen gesucht. 2004 gab es dann Entwarnung. Heute wird Thiomersal möglichst nicht mehr eingesetzt – allerdings aus ökologischen Gründen, um eine erhöhte Umweltbelastung zu verhindern. Nahezu alle Impfstoffe sind daher bereits thiomersalfrei.

Formaldehyd? Wird in der Produktion zur Reinigung bestimmter Impfstoffe verwendet und dann weitgehend entfernt. Die gesetzliche Grenze besagt, dass ein Impfstoff nicht mehr als lediglich 0,02 % Formaldehyd enthalten darf! Deutlich unter der erlaubten „normalen" Umweltbelastung. Wer besorgt ist, sein Kind wäre durch Formaldehyd belastet, wird rasch fündig bei Spanplatten, Dämmstoffen, Teppichböden und Möbeln. Polstermöbel etwa werden mit Formaldehyd eingesprüht, um sie widerstandsfähiger gegenüber Flecken, Schimmel und Falten zu machen.

Antibiotika? Eine besonders spannende Idee. Tatsächlich gibt es Impfstoffe, in denen Antibiotika in minimalsten Spuren enthalten sind, die im Herstellungsprozess trotz vieler Reinigungsverfahren zurückbleiben, dies aber in Konzentrationen, die minimalst sind und keine Systemwirkung aufweisen. Natürlich muss im Beipacktext und in der Fachinformation der Impfstoffe darauf eingegangen werden, wie die Gefährdung begründet ist. Diese liegt dann vor, wenn eine Person gegen die entsprechenden Antibiotika allergisch reagiert, bei einer bekannten Allergie gegen das Antibiotikum.

Daher nochmals abschließend in diesem Kapitel: Laut WHO ist jeder Arzt verpflichtet, jedem Kind die bestmögliche medizinische Versorgung zuteil werden zu lassen. Alles andere fällt unter fahrlässige Körperverletzung. Impfstoffe sind die bestgeprüften Substanzen, die die Medizin überhaupt hat. Sie unterstehen als einzige Substanzen überhaupt einer dauerhaften Endloskontrolle. Impfungen ermöglichen es, mit geringem Aufwand Tod, Leid und lebenslange Krankheitsfolgen abzuwehren. Vor allem aber sind sie wie sonst kaum etwas in der Medizin eine durch und durch „natürliche" Intervention, da dem Immunsystem lediglich ein ungefährlicher Erreger präsentiert wird, der das Immunsystem trainiert. Alles andere macht es von selbst. Damit steigern Impfungen im besten Sinne des Wortes die natürliche Immunität.

Nebenhöhlenentzündung

Im Bereich des Gesichtsschädels befinden sich knöcherne Hohlräume – vermutlich einerseits aus Gründen der Gewichtsersparnis bzw. um verschiedene luftführende Areale miteinander zu verbinden. Die wesentlichsten Nebenhöhlen sind jene der Nase sowie der Stirn und des Jochbeins. Diese knöchernen Höhlen sind mit Schleimhäuten ausgekleidet. Durch Kanalverbindungen entspringt der Druck in ihrem Inneren jenem der Außenwelt/Umgebung.

Infektionen der oberen Atemwege führen zu einer Anschwellung dieser Schleimhäute. Es sind meist Viren, selten auch Bakterien (dann kommt es zu Fieberanstieg und typisch klopfenden Schmerzen) verantwortlich.

Das Ergebnis ist der Verschluss der Verbindungsgänge durch die Schleimhautschwellung und damit das Fehlen der Möglichkeit zum Druckausgleich. Das typische Symptom ist ein Schmerz, der anfangs leicht ziehend sein kann und sich dann zu einem beachtlich starken Druckschmerz entwickelt. Die Patienten sind derartig schmerzsensibilisiert, dass bereits die Annäherung der Untersucherhand an das betroffene Areal eine Reaktion hervorruft. Im Fall der Stirnhöhlen kann auch Lichtempfindlichkeit oder allgemein Reizempfindlichkeit auftreten. Ein Kind, das in dieser Situation weint, ist nicht besonders empfindlich, sondern hat einfach starke Schmerzen. Größere Kinder, die bereits wissen, dass der Kopf ein wichtiger Köperteil ist, könnten auch Angst bekommen, nun sterben zu müssen (selbst erlebt – war chronisches Sinusitiskind), da die Schmerzen nahezu unerträglich sind.

Behandlungsprinzipien

Als ersten Schritt keine traditionellen Maßnahmen, sondern ein rasch abschwellendes Mittel (Nasentropfen) verwenden. Meerwasserlösungen sind zwar gut für die Nasenschleimhaut, haben aber nicht den unbedingt erforderlichen abschwellenden Effekt. Wichtigstes Ziel ist die Wiedererlangung des Druckausgleichs. Die Anwesenheit von Sauerstoff in der Luft verhindert zudem das überschießende Gedeihen sogenannter Anaerobier. Das sind besonders wenig wünschenswerte Keime, die zu ihrem Wachstum vor allem ein sauerstoffarmes Milieu bevorzugen. Luftdichter Abschluss mit Sauerstoffmangel ist für sie eine ideale Wachstumsvoraussetzung.

Flankierend mit der Abschwellung können jene Maßnahmen zur Anwendung kommen, die bei ➲ Erkältung sinnvoll sind, wie etwa ➲ Inhalationen.

Antibiotika sind nur bei nachweislicher bakterieller Beteiligung sinnvoll. Also in weniger als 20 %. Man benötigt sie auch nicht „präventiv", da die Öffnung der Luftwege das wesentliche Therapiekriterium und von Antibiotika keinesfalls beeinflussbar ist.

Hinsichtlich der Vermeidung und Prävention von Sinusitis sollten Kinder, die dazu neigen, ab Herbstbeginn unbedingt immer eine Kopfbedeckung tragen. Darüber freuen sich nicht alle, aber wer diesen Schmerz einmal erlebt hat, hält das im Sinne einer Präventivmaßnahme für keinen hohen Preis.

Neurodermitis/atopische Dermatitis/ endogenes Ekzem

Die Häufigkeit der sogenannten atopischen Dematitits liegt bei 5 bis 15 % und damit etwas unterhalb jener für Asthma. Es handelt sich um die häufigste Krankheitsmanifestation aus dem allergischen Formenkreis. Typisch ist der schubhafte Verlauf, in dessen „floriden" (wenn der Ausschlag blüht) Episoden sehr hoher Leidensdruck mit dem Auftreten von massiven Ekzemen und Schlafstörungen besteht. Dazwischen können die betroffenen Areale etwa in Form trockener schuppiger Haut durchaus wenig auffällig sein.

Die Spontanremissionsrate ist mit bis zu 60 % relativ hoch. Eine Heilung ist nicht möglich, eine langfristige Abnahme der Beschwerden aber immerhin wahrscheinlich.

Neurodermitis ist eine chronische Entzündung der Haut mit den zunächst einfachen Leitsymptomen Juckreiz und trockene Haut. Sie ist anlagebedingt, nicht ansteckend und hat verschiedenartige Auslösefaktoren, deren Hintergründe man nicht kennt. Weitere deckungsgleiche Begriffe sind neben atopischer Dermatitis auch atopisches Ekzem oder endogenes Ekzem. Unter Atopie versteht man eine erbliche Veranlagung zu bestimmten Erkrankungen wie Neurodermitis, allergischem Heuschnupfen, allergischem Asthma und Nahrungsmittelallergie. Sie tritt am häufigsten bei Kleinkindern auf und betrifft oft die Beugeseiten von Armen und Beinen. Sie verursacht insgesamt eine beträchtliche Störung der Lebensqualität durch quälende Hautsymptome (Juckreiz, Brennen, Trockenheit der Haut), Schlafmangel, Einschränkungen in Schule und Freizeit, psychische Belastung durch die Krankheit, aber auch Belastung durch die Therapie.

Bei der Entstehung spielen Vererbungsfaktoren mit 70 % die größte Rolle, Auslösefaktoren machen 30 % aus. Es kommt häufig zum gleichzeitigen Auftreten andere Allergien.

95

Auslöser können sein: Wasser (heißes Duschen/langes Baden), Seife & Kosmetika, mechanische Reizung, ungeeignete Kleidung (gut sind leichte und glatte Stoffe), Sport (Schweiß), Arbeitsplatz/Schule, Kratzen oder Luftverschmutzung (insbesondere durch Rauchen).

Unterschieden werden je nach Ausprägung der Leitsymptome auf der Haut (Rötung, Schwellung-Papeln, Krusten, Kratzspuren und Hautvergröberung) vier Stufen:

- **Stufe 1:** trockene Haut
- **Stufe 2:** leichte Ekzeme
- **Stufe 3:** moderate Ekzeme
- **Stufe 4:** dauerhafte, schwer ausgeprägte Ekzeme

Behandlungsprinzipien

Analog dazu bestehen die therapeutischen Maßnahmen in Stufe 1 vorwiegend in einer entsprechenden Basishautpflege mit Cremes (Salbengrundlagen) und Ölbädern, die nicht wärmer als 35 Grad sein sollen. Zur Körperreinigung sollen keine Seifen benutzt werden. Nach Kontakt mit Wasser wird die Haut wieder großflächig eingecremt.

Regelmäßige Entspannungsphasen und die Erhaltung einer positiven Lebensstimmung ergänzen diese Maßnahmen. Hier liegt die Domäne komplementärer Ansätze mit Olivenöl oder Mandelölsalben. Sie helfen der Haut, ihre Aufgabe als „Barriere" gegen Wasserverlust oder das Eindringen von Keimen wahrzunehmen.

In Stufe 2 werden entsprechende „Stufe-2-Cremes und Ölbäder" durch Teeumschläge ergänzt. Kommt es zu einem leichten Ekzem, werden Pflegemaßnahmen intensiviert, Kratzalternativen und Schwarzteeverbände (➲ Möglichkeiten bei Neurodermitis) eingesetzt. Nachtkerzensamenöl – ein beliebtes Mittel aus der indianischen Medizin – und Johanniskrautextrakte zeigten in Vergleichsstudien keinen gesicherten Effekt. Bei Juckreiz werden Kratzalternativen eingesetzt (drücken, kneifen streicheln), nachts Handschuhe getragen. Auf psychologischer Seite wird an Stressbewältigung und Entspannung gearbeitet.

Stufe 3 bedeutet, dass sich mittlerweile ein sehr hoher Leidensdruck aufgebaut hat. Nun erst kommen auch Corticoidcremes oder moderne Alternativen (stark entzündungshemmende Wirkstoffe wie Pimecrolimus oder Tacrolimus) zum Einsatz.

Man kennt eine erhebliche Anzahl von Substanzen bzw. Maßnahmen, für die es keinen durch Studien gesicherten Effekt gibt oder die in Österreich nicht verfügbar sind. Sie werden hier nur aus Informationsgründen gelistet: Cipamphyllin-Creme, Lithium-Succinat-Salbe, Johanniskrautextrakt, Schwarzkümmelsalbe, Vitamine B und E, Zink, Eigenbluttherapie, Massagetherapie, Homöopathie, Bioresonanz, TCM. Behaupten kann man viel …

Kortison wird nur mehr bei starken Krankheitsschüben eingesetzt, und es gibt zunehmend auch interessante Alternativen zu den herkömmlichen Cortisonpräparaten wie etwa die stark entzündungshemmenden Wirkstoffe Pimecrolimus oder Tacrolimus.

In Summe gilt für die potentiell anwendbaren komplementären Maßnahmen, dass sie sich vorwiegend auf Stufe 1 und 2 beschränken (➲ Möglichkeiten bei Neurodermitis).

Nierenentzündung ➲ Fieber

Nussallergie ➲
Nahrungsmittelallergien/
Nahrungsmittelunveträglichkeit

Ohrenschmalz

Im äußeren Gehörgang des Ohres befindet sich eine gelb-bräunliche Masse, die die Medizin „Cerumen" nennt.

Das Ohrenschmalz existiert bei allen Säugetieren. Es befeuchtet die Haut im Gehörgang und dient der Entfernung von Staub, Schmutz, abgestorbenen Hautzellen und Fremdmaterialien aus dem Ohr. Es enthält außerdem Lysozym und andere Stoffe, die Bakterien bekämpfen sowie Insekten davon abhalten sollen, in den Gehörgang vorzudringen. Fehlt dieser Schutz,

Die Krankheitsbilder

zum Beispiel durch häufiges Waschen oder Schwimmen, kann dies zu starken Ohrenschmerzen führen.

Weiters schützt es das Trommelfell, damit dort keine Staubteilchen anhaften, was zu einer Funktionsminderung führen würde.

Ohrenschmalz wird im äußeren Gehörgang, also nahe an der Ohrmuschel, aus kleinen Drüsen abgesondert. Kleine Härchen transportieren es von innen nach außen. So wird der äußere Gehörgang mit Ohrenschmalz bedeckt. Wenn es an der Ohrmuschel angekommen ist, fällt es heraus oder wird beim Duschen abgespült.

Grundsätzlich soll man das Ohr „in Frieden" lassen. Das Vorhandensein von Ohrenschmalz ist ein natürlicher Schutzmechanismus. Keinesfalls soll man mit Wattestäbchen in den Gehörgang fahren, da man damit vor allem eines erzeugt, nämlich schwer lösliche Pfropfen von Ohrenschmalz, die gut im Gehörgang stecken.

Eingegriffen muss nur werden, wenn es durch Überproduktion von Cerumen zu einer Einschränkung der Hörfähigkeit kommt.

Behandlungsprinzipien

Der Kinderarzt oder HNO-Arzt spült das Ohr mit warmem Wasser aus. Am Ohr sollte man keinesfalls mit Hausmitteln experimentieren.

Peiffersches Drüsenfieber/EBV-Infektion/ infektiöse Mononukleose

Hierbei handelt es sich um eine nicht seltene Infektion mit dem Epstein-Barr-Virus, die auch den Namen infektiöse Mononukleose trägt. Das Pfeiffersche Drüsenfieber ist benannt nach dem deutschen Kinderarzt Emil Pfeiffer (1846–1921), der die Erkrankung zwar beschrieb, die Ursache aber nicht fand. Das Erscheinungsbild ist extrem vielfältig und reicht vom grippalen Infekt über Mandelentzündung bis zu heftigen Bauchschmerzen.

Der Name Mononukleose hat mit typischen Veränderungen im Blutbild zu tun. In den angelsächsischen Ländern gibt es auch den Begriff „Kissing Disease" (wegen der Übertragung durch Speichel – auch im Kindergarten!). Auslöser ist das Epstein-Barr-Virus, das durch Tröpfcheninfektion übertragen wird. Es befällt vor allem die Lymphgewebe des Körpers wie etwa Lymphknoten, Mandeln und Milz.

Die Erkrankung bricht etwa 20 bis 50 Tage nach der Ansteckung aus, jedoch verläuft die Infektion bei Kleinkindern häufig unbemerkt. Am häufigsten erkranken Kinder zwischen 4 und 15 Jahren. Nach einer durchgemachten Erkrankung sind die Betroffenen immun, können sie also kein zweites Mal bekommen.

Bei Babys und Kleinkindern wird Pfeiffersches Drüsenfieber oft nicht erkannt, denn es äußert sich durch Fieber, Müdigkeit, Bauchbeschwerden wie Übelkeit, Erbrechen oder Durchfall, Erkältungssymptome wie Halsschmerzen oder Husten. Es gibt also keine „typischen" Symptome!

Kinder ab dem Kindergartenalter können bereits das charakteristische Erkrankungsbild zeigen, das vor allem bei Jugendlichen typisch ist.

Am Beginn stehen Müdigkeit, Appetitlosigkeit und leichtes Unwohlsein, eventuell über Wochen hinweg. In 90 % der Fälle folgen (hohes) Fieber über ein bis zwei Wochen sowie ein allgemeines Krankheitsgefühl und Kopf- oder Halsschmerzen. In 80 % der Fälle kommt es zu Halsentzündung mit geschwollenen Mandeln, wobei auf den Mandeln dicker weißer Belag liegt, zusätzlich Schluckbeschwerden. Fast immer findet man eine ausgeprägte Lymphknotenschwellung, meist im Bereich von Hals und Nacken, jedoch können auch die Lymphknoten in den Achselhöhlen oder am ganzen Körper schmerzhaft anschwellen. Seltener tritt ein kleinfleckiger Hautausschlag auf.

Es kommt immer wieder vor, dass die entzündeten und belegten Mandeln beim Pfeifferschen Drüsenfieber irrtümlich für eine eitrige Mandelentzündung gehalten werden und daher fälschlich Penicillin verordnet wird. Zu 90 % kommt es dann zu einem masernähnlichen Hautausschlag, der als „Penicillinallergie" fehlgedeutet wird. Insgesamt sind Penicillinallergien nämlich extrem selten!

Ältere Kinder erholen sich manchmal nur sehr langsam. Sie leiden dann über Wochen unter Abgeschlagenheit und Müdigkeit. Bei Klein- und Kindergartenkindern werden gelegentlich wiederkehrende Krankheitsschübe beobachtet. Diese Kinder erkranken immer wieder an einer fieberhaften Halsentzündung mit Schwellung der Halslymphknoten. Die Beschwerden halten drei bis zehn Tage an und können teils in monatlichem Abstand auftreten.

Und das sind die Zeichen, die an diese Erkrankung denken lassen solle, was gleichbedeutend mit dem Weg zum Kinderarzt ist:

- länger als drei Tage Fieber und Halsschmerzen (bei Babys spätestens am zweiten Tag),
- geschwollene Lymphknoten am Hals, in den Achseln oder Leisten,
- Beläge auf den Mandeln,
- Beschwerden im linken Oberbauch oder die Haut ist gelblich verfärbt.

Ein Notfall liegt vor, wenn das Kind plötzlich heftige Schmerzen im linken Oberbauch bekommt und blass wird – dann könnte ein lebensbedrohlicher Milzriss vorliegen. Gefährlich wird es auch, wenn plötzlich dunkelrote kleine Hautflecken auftreten, weil diese Flecken auf einen Mangel an Blutplättchen hindeuten können.

In seltenen Fällen können – teilweise schwere – Komplikationen auftreten:

- zusätzliche bakterielle Besiedelung der Mandeln mit eitriger Mandelentzündung,
- Atemnot durch die stark geschwollenen Mandeln,
- Lungenentzündung,
- Leberentzündung mit Gelbsucht,
- Beteiligung von Herz oder Nieren,
- Veränderungen des Blutbildes mit Blutarmut und/oder einem Mangel an Blutplättchen,
- Hirnhaut- oder Gehirnentzündung.

Behandlungsprinzipien

Da es sich um eine Virusinfektion handelt, ist eine ursächliche Therapie nicht möglich. Die Maßnahmen orientieren sich an den Symptomen und entsprechen somit im Wesentlichen jenen, die bei ➲ Erkältungen zur Anwendung kommen (siehe auch ➲ Infektionskrankheiten).

Wichtig ist allerdings die ärztliche Begleitung und Kontrolle, um insbesondere Komplikationen zu vermeiden.

Pilzinfektion im Ohr

Eine geringe Besiedlung des äußeren Gehörgangs mit Pilzen hat keinen Krankheitswert. Allerdings können sich diese Pilze unter bestimmten Bedingungen vermehren und zu einer Gehörgangsmykose (Pilzinfektion des Gehörgangs) führen. Sie entwickelt sich besonders unter folgenden Bedingungen:

- feuchtes und warmes Milieu (v.a. Sommermonate, häufiges Schwimmen),
- Verwendung von Ohrentropfen, die Antibiotika oder Kortison enthalten, da sie die Mikroorganismenstruktur im Gehörgang stören,
- Hautentzündung des Gehörgangs und der Ohrmuschel.

Eine Pilzinfektion des Gehörgangs macht sich mit ausgeprägtem Juckreiz und Rötung bemerkbar. Taubheitsgefühl (Hörminderung) kann durch Anschwellung im Gehörgang entstehen. Schmerzen beim Ziehen an der Ohrmuschel und beim Kauen. Gelegentlich läuft Flüssigkeit aus dem Ohr.

Weitet sich die Infektion bis zum Trommelfell aus, besteht die Gefahr eines Trommelfellrisses mit nachfolgender Ausdehnung bis in das Innenohr.

Eine erhöhte Gefährdung besteht zudem bei Grunderkrankungen wie etwa Diabetes mellitus, Neurodermitis oder Allergieneigung.

Aufgrund der Schmerzsymptomatik zeigt das Kind ähnliche Verhaltensweisen wie bei der ➲ Mittelohrentzündung.

Behandlungsprinzipien

Die Therapie besteht zunächst in der sehr gründlichen Reinigung und Trocknung des Gehörgangs, um den Pilzen die für ihr Wachstum notwendige Feuchtigkeit zu entziehen. Anschließend kommen Antimykotika (pilztötende Substanzen) zur Anwendung.

Die Krankheitsbilder

Plötzlicher Kindstod ➲ Schlafapnoe-Syndrom

Pseudokrupp ➲ Kehlkopfentzündung

Psychische Ursachen für Infektanfälligkeit

Unbewältigter Erfolgsdruck, Schuldgefühle, Konfliktsituationen wie Scheidung der Eltern oder Mobbing durch Lehrer, Strukturlosigkeit, Schlafmangel, Depression und Angst können den Hintergrund für Infektanfälligkeit bilden, deren Ursache im psychischen Bereich zu finden ist.

Man kennt heute folgende Erklärung dafür: Dauerstress führt im Gehirn zu einer Entleerung der Cortisol-Speicher. Damit ist keine ausreichende körpereigene Antwort auf die Infektionssituation mehr möglich.

Die konkrete Evaluierung und Diagnose sollte unbedingt durch einen Facharzt für Kinder- und Jugendpsychiatrie erfolgen.

Behandlungsprinzipien

Der therapeutische Zugang besteht neben der Behandlung der jeweiligen Infektion in einem sogenannten multimodalen Konzept, das viele Elemente beinhalten kann. Dazu gehören etwa

- Ergotherapie,
- Psychotherapie,
- Soziotherapie,
- Entspannungstherapie,
- Musiktherapie,
- tiergestützte Therapie,
- Psychoedukation,
- Bewegung zur Ableitung von Konflikten & Sport,
- im Einzelfall auch psychopharmakologische Maßnahmen (siehe auch ➲ Depression).

Wesentlich sind die Stärkung des kindlichen Selbstwertgefühls, die Vermittlung von Erfolgserlebnissen und die Vorgabe von Strukturen, an denen sich das Kind orientieren kann. So gut wie immer ist es erforderlich, die mitbeteiligten Erwachsenen ebenfalls zu therapieren, da es weitgehend sinnlos ist, das betroffene Kind zu behandeln, dann aber wieder in das weiterhin disharmonische Umfeld zurückzuschicken.

Reisedurchfall
(Quelle: reisemed.at)

Auch Kinder sind heute bei Fernreisen dabei. Daher folgen hier vor allem Tipps für derartige Urlaubserlebnisse, die aber grundsätzlich für alle Fälle von Reisediarrhoe gelten.

Seit den Anfängen des Massentourismus ist mit Sicherheit das Problem der Durchfallerkrankungen im Interkontinentaltourismus mit den sogenannten Drittweltländern im wahrsten Sinne des Wortes akutest geblieben. 40 % der fernreisenden Urlauber werden von „Montezumas Rache" auch außerhalb Mexikos heimgesucht.

Es sind heute eine Reihe von Risikofaktoren definiert, die die Häufigkeit des Reisedurchfalls beeinflussen:

Risikofaktoren der Reisediarrhoe

- Destination (Hochrisikogebiete: z.B. Mittlerer Osten, Ostafrika)
- Jahreszeit (signifikant nur in subtropischen Destinationen)
- Reisestil (Badeurlauber, geführte Rundreise, Individualtourismus)
- Unterbringung (Standardhotels, Luxushotels, einfache Quartiere)
- Herkunftsland des Reisenden
- Alter des Reisenden
- Anzahl der Diätfehler
- Aufenthaltsdauer im Gastland

Interessant aus dieser Liste sind vor allem zwei Phänomene: Alle „Erziehungsversuche" einfacherer Natur, insbesondere auch der eindringliche Rat, entsprechend den herrschenden Verhältnissen auf nahrungsmittelhygienische Grundsätze zu achten, werden häufig missachtet.

Offensichtlich lässt sich der Tourist täuschen: Aufenthalte in Luxushotels bringen keine Risikoreduktion, im Gegenteil: Die Inzidenz der Reisediarrhoe ist in derartigen Etablissements etwas höher als im Standardhotel. Das luxuriöse Ambiente verdeckt hier vermutlich Risiken, die in weniger ansprechender Umgebung offenkundig wären.

Einige wichtige Tipps zur Nahrungsmittelhygiene sollen trotzdem auf keinen Fall fehlen, zumal es doch (noch) keine Impfung zum Schutz vor dem Reisedurchfall gibt.

Es lohnt sich, ganz einfach auf den Genuss mancher Dinge zu verzichten, wie zum Beispiel:

- Leitungswasser,
- Eiswürfel und Eiscreme,
- Salate und rohe Gemüseprodukte,
- ungeschälte Früchte,
- rohe Fisch- und Fleischzubereitungen.

Es werden viele Produkte angeboten, die immer problemlos sind, wie zum Beispiel original verschlossene Limonadengetränke. Auch industriell aufbereitetes, in Originalflaschen abgefülltes Trinkwasser ist (fast) überall erhältlich. Tropische Früchte, wie Mangos, Papayas, Ananas etc., müssen geschält und können somit uneingeschränkt genossen werden.

Probleme mit der Energieversorgung können in vielen Regionen zu Stromabschaltungen führen, sodass auch die Kühlkette nicht immer gewahrt werden kann und daraus Probleme hinsichtlich der Haltbarkeit von Nahrungsmitteln erwachsen. Das gilt vor allem für Eiscreme.

Wer ist nun schuld am Phänomen der „Reisediarrhoe"? Die meisten Reisedurchfälle werden durch Bakterien und Viren ausgelöst, die mit verunreinigten Nahrungsmitteln und Getränken in den Körper gelangt sind. Auch das unbeabsichtigte Schlucken von Wasser in Badegewässern gehört zu den möglichen Ursachen. Selten sind Protozoen an einer derartigen Infektion beteiligt.

Vor allem Darmkeime wie die Stämme von *Escherichia coli* sind die bei weitem häufigsten Auslöser (etwa 50 %) einer Reisediarrhoe. Es gibt aber eine Reihe anderer Bakterienarten wie Salmonellen, Ruhr- oder Choleraerreger.

Weitere Faktoren, die für eine Reisediarrhoe verantwortlich sein können, sind ungewohnte Ernährung und Stress. Grund dafür können Reisevorbereitungen, Zeitumstellung und Klimawechsel sein.

Die Wahrscheinlichkeit, mit den Erregern des Reisedurchfalls in Kontakt zu kommen, ist in Entwicklungs- und Schwellenländern sehr viel größer als in den westlichen Industriestaaten.

Ein höheres Infektionsrisiko besteht auch bei Reisen unter einfachen Bedingungen oder wenn sie naturnah, als Trekking- oder Abenteuerurlaub, gestaltet sind. Zudem können Durchfallerreger bei Gruppenreisen, z.B. auf Kreuzfahrtschiffen, leicht übertragen werden (Schmierinfektion).

Der Reisedurchfall ist die mit Abstand häufigste Krankheit unterwegs. Je nach Region und Reiseart sind 10–90 % aller Reisenden davon betroffen, in der Mehrzahl tritt er während der ersten beiden Reisewochen auf. Für gesunde größere Kinder ist die Sache meistens nur eine unangenehme, aber harmlose Angelegenheit, die nach 3 bis 5 Tagen vorübergeht. Dauert der ➲ Durchfall allerdings länger, ist er schmerzhaft, blutig oder von Fieber begleitet, dann sollte unbedingt ein Arzt die Ursache abklären und eine entsprechende Behandlung einleiten.

Für Säuglinge und Kleinkinder ist der starke Verlust von Flüssigkeit und Mineralstoffen wesentlich belastender. Bei ihnen kann es bereits innerhalb von Stunden wegen der Flüssigkeits- und Elektrolytverluste zu schweren Komplikationen mit Kreislaufkollaps und Nierenversagen kommen (➲ Elektrolytmangel).

Auch bei Aufenthalten in der Höhe kann Durchfall schnell sehr bedrohlich werden, da der Flüssigkeitsverlust die Effekte der Höhenkrankheit verstärkt.

Behandlungsprinzipien

Was immer sich hinter einem Reisedurchfall verbirgt, Betroffene sollten unbedingt viel trinken, um die verlorene Flüssigkeitsmenge und den Elektrolytverlust auszugleichen. Ausreichend trinken bedeutet, dass die Farbe des Urins hell bleibt und nicht dunkel wird (➲ Elektrolytmangel). Am besten geeignet sind dazu sogenannte orale Rehydratationslösungen aus der Apotheke.

Bei Kindern unter 2 Jahren sollten aus Dosierungsgründen möglichst Fertiglösungen aus der Apotheke mitgenommen und verwendet werden. Elektrolytlösungen sind das wichtigste Utensil der „Kinderreiseapotheke".

Gegen einige Erreger wie Cholera kann man impfen.

Reisekrankheit

Ab dem zweiten Lebensjahr ist das Gleichgewichtsorgan vollständig entwickelt. Ab diesem Zeitpunkt kann es zur Reisekrankheit, auch Kinetose genannt, kommen. Bei Säuglingen ist der Gleichgewichtssinn noch nicht vollständig entwickelt. Die Reisekrankheit tritt daher in der Regel erst bei Kindern ab zwei Jahren auf, wobei Mädchen etwas häufiger betroffen sind.

Zugrunde liegt eine Überforderung des Gleichgewichtsorgans, besonders bei kurvenreichen Autofahrten, plötzlichem Bremsen, im Flugzeug oder stärkerem Wellengang auf Schiffen (Seekrankheit).

Es kommt zu den typischen Beschwerden wie Übelkeit, Erbrechen und Kreislaufproblemen. Reiseübelkeit kann plötzlich auftreten, meist jedoch kündigt sie sich durch Vorboten wie Müdigkeit, zwanghaftes Gähnen, vermehrten Speichelfluss, Kopfschmerzen oder kalten Schweiß an. Im Anschluss wird den Betroffenen dann schwindelig, übel und nicht selten müssen sie erbrechen. Bei schweren Formen kann es auch zu einem Kreislaufkollaps kommen.

Vorbeugende Maßnahmen gegen die Reisekrankheit:

- Vor Fahrtantritt nur leichte Speisen essen (Brot, Obst, Zwieback...).
- Das Kind am ruhigsten Platz des Fahrzeuges in aufrechter Körperhaltung sitzen lassen (z.B. im Bus möglichst weit vorne und in Fahrtrichtung, im Flugzeug in der Mitte, in Höhe der Flügel).
- Nicht lesen oder Spiele spielen, sondern aus dem Fenster schauen oder über Kopfhörer Musik oder ein Hörspiel hören.
- In gleichmäßigem Tempo fahren.
- Mindestens alle zwei Stunden eine Pause machen, eine Kleinigkeit essen und trinken und das Auto lüften.
- Zuckerfreie Bonbons lutschen/Pfefferminzkaugummis kauen.

Behandlungsprinzipien

Möglichst eine Normalisierung der Situation erreichen, Ruhe ausstrahlen. Fahrt unterbrechen. Längere Pause einlegen. Frische Luft. Es hilft, tief durch den Mund zu atmen, nicht durch die Nase. Bei Kreislaufbeschwerden Beine hochlagern. Feuchte Tücher/Waschlappen auf Stirn und Nacken legen.

Reizüberflutung

Dies ist ein Phänomen, das vor allem mit elektronischen Medien gleichzusetzen ist – namentlich TV und Internet.

Es ist leicht nachvollziehbar, dass in der Regel ein Erwachsener aufgrund seiner Lebenserfahrung jede Art von Information wesentlich rascher verarbeitet und vor allem auch zuordnen kann. Er wird meist nicht davon träumen, wenn in einer Polizeiserie ein Mord dargestellt wurde. Bei Kindern liegt der Fall völlig anders, sie haben gelegentlich Probleme, den Film im TV als „Nicht-Realität" zu identifizieren.

Bereits 35 % aller Kinder zwischen 8 und 12 Jahren nutzen das Internet. Allerdings birgt diese an sich positive Entwicklung Gefahren. Bei unkontrolliertem Gebrauch haben Mädchen und Buben zu allem, was das Internet bietet, Zugang. Sie werden mit Bildern konfrontiert, die sie nicht verarbeiten können. Für letztere gilt etwa, dass sie ihre Sexualaufklärung mehrheitlich über Gratis-Pornos im www beziehen und dann aber zwischen akzeptierten und ausgefallenen sexuellen Praktiken nicht unterscheiden können, da im www ja alles als völlig „normal" dargestellt wird.

Drei- bis Fünfjährige verbringen durchschnittlich 76 Minuten pro Tag vor dem Bildschirm, Zehn- bis Dreizehnjährige 113 Minuten. Eine große Rolle spielt der Zugang zum Fernsehgerät. So sehen Kinder mit eigenem Apparat deutlich länger

Die Krankheitsbilder

fern als Kinder, die kein Gerät besitzen. Inzwischen verfügt jedes dritte Kind im Alter zwischen sechs und dreizehn Jahren über ein eigenes Fernsehgerät, wie der Deutsche Medienpädagogische Forschungsverbund ermittelt hat.

Der Fernsehkonsum übersteigt bei vielen Kindern die Fähigkeit, alle Eindrücke, Reize und Belastungen zu verarbeiten. Die Folgen liegen auf der Hand: Schülerinnen und Schüler „zappen" sich durch den Unterricht wie durch das Fern-

sehprogramm, weil Medien Informationen in kurzen Sequenzen liefern und Kinder sich an schnelle Bilderwechsel gewöhnen. Ausdauer und Konzentration nehmen dramatisch ab.

Mit Sorge stellen Pädagogen fest, dass viele Kinder vor allem nach Wochenenden oder Feiertagen völlig übermüdet und unkonzentriert im Klassenzimmer sitzen und dem Unterricht kaum folgen können. Die Besorgnis erregende Entwicklung wird von der Wissenschaft bestätigt: So sehen Kinder an Wochenenden überdurchschnittlich viel fern. Der Höhepunkt ihrer Fern-

sehnutzung liegt zwischen 18.45 und 20.00 Uhr. Freitags sitzt um 21.45 Uhr noch jedes fünfte Kind vor dem Fernseher, samstags um 22.45 Uhr sind es immerhin noch zehn Prozent aller Kinder.

Chronischer Bewegungs- und Schlafmangel sowie chronische Fehlernährung sind wichtige Folgeerscheinungen der Reizüberflutung.

Die in vielen Filmen gezeigten Gewalt- und Horrorszenen können Verhaltensauffälligkeiten auslösen und im schlimmsten Fall sogar die Hemmschwellen für Gewaltbereitschaft senken. So galt es früher etwa als unmännlich, feige und niederträchtig, einen am Boden liegenden Kontrahenten zu treten. Ein Bild, das heute zur Tagesordnung gehört und nicht mehr negativ bewertet wird. Ähnliche Effekte haben Kriegsspiele, die ja von der US Army aus klaren propagandistischen Gründen entwickelt wurden.

Schulen und Kindergärten können diese Defizite nicht ausgleichen, aber auch therapeutische Maßnahmen wie Ergo- und/oder Sprachtherapie können die durch

Mangel an Erziehung verursachten Entwicklungsdefizite nicht kompensieren.

Eltern sollten sich ernsthaft mit den Gefahren der Reizüberflutung auseinandersetzen. Wenn sie in der Freizeit viel mit ihren Kindern unternehmen und ihnen ihre Zuwendung zeigen, fördern sie auf jeden Fall deren seelische Gesundheit. Die Nutzung von Computer und Fernsehen sollte die Entwicklung der Kinder nur sinnvoll ergänzen und nicht ihre Freizeit komplett ausfüllen. Eltern können in diesem Zusammenhang mit einem guten Vorbild vorangehen und ihren Kindern einen bewussten Umgang mit den Medien lehren.

Außerdem ist es wichtig, dass sich Kinder im Anschluss an eine Fernsehsendung mit Erwachsenen über den Inhalt unterhalten können. Sie können belastende Szenen erklären, beruhigen und trösten. Oft genügt schon aufmerksames Zuhören, wenn Kinder das Gesehene noch einmal erzählen.

In Summe bedeutet Reizüberflutung „Stress für alle Sinne". Die Spannweite an Beschwerden, die daraus resultieren können, ist extrem breit. Sie beinhaltet:

- **Somatische Beschwerden**: Hier zählen alle Arten von Schmerz zu den wichtigsten Manifestationen. Schmerzzustände können durch chronische Fehlhaltung vor dem Computer oder Spannungszustände hervorgerufen werden, aber auch eine psychische Überlastung repräsentieren. Bauch- und Kopfschmerz sind die häufigsten Manifestationen. Weitere klare Zeichen wären unerklärbare Infektanfälligkeit, Unruhe oder Schlafstörungen.

- **Verhaltensauffälligkeiten**: Auch dies ist ein sehr weites Feld. Ein heute sehr wichtiges Symptom ist die Rastlosigkeit bei Kindern, die dann mit – zum Teil – schweren Konzentrationsschwächen und Aufmerksamkeitsstörungen einhergeht. Die wesentlichste Folge ist Versagen in der Schule, das seinerseits zu sehr deprimierenden Selbstwerterlebnissen führt. Hier muss klar gesagt werden, das KANN eine AD(H)S sein, muss es aber nicht. Die meisten „zappeligen" Konzentrationsstörungen sind alles andere als ein AD(H)S und haben wesentlich handfestere Erklärungen als die fehlende Hemmung neuronaler Erregungsbahnen. Wer sich aber nicht sicher ist, der möge bitte einen Kinder-/Jugendpsychiater zur Abklärung aufsuchen. Keinesfalls einen Psychologen, denn diese Berufsgruppe hat zur Stellung von Diagnosen keinerlei Ausbildung. Sie kann aber zur Erhebung eines Verdachts, den ein Facharzt für Kinder- und Jugendpsychiatrie dann abklärt, nützlich sein (⮑ ADHS). Verhaltensauffälligkeiten können aber auch in höherer Aggressions- und Gewaltbereitschaft begründet sein. Man könnte sich das so vorstellen wie einen Hund, der ständig im Zwinger sitzen muss. Ein gesunder Hund ist ein Lauftier, das gleichsam verrückt oder extrem aggressiv wird, wenn man ihm keine Bewegungsmöglichkeit bietet. Gedanken und Sinneseindrücke, die nicht verarbeitet oder abgeleitet werden können, entsprechen einer solchen Situation und „bauen" die Person, die das zu ertragen hat, gleichsam um. Weiters ist die hemmungslose bildliche Umsetzung von Gewalt vornehmlich US-amerikanischer und skandinavischer Serien einerseits ein psychisch schmerzhaftes Erlebnis, signalisiert aber andererseits eine hoch gewaltdurchseuchte „Realität", was zu einer persönlichen Angleichung an derartige Beispiele führen kann.

- **Teilleistungsschwächen**: Sie betreffen so gut wie alle Bereiche. Das beginnt bei Bewegungsstörungen im Sinne einer mangelnden Beherrschung des Gleichgewichts, wenn Kinder ihre Freizeit im Wesentlichen vor dem TV/Internet verbringen. In der Praxis sieht das so aus, dass Kinder im Turnsaal der Volksschule das Gleichgewicht verlieren und stürzen, weil sie nie zu laufen gelernt haben. Ein wesentlicher Teil bezieht sich auf Sprachstörungen. Kinder im Kindergarten, die nicht in der Lage sind, auch nur einfache ganze Sätze zu formulieren, sondern sich in Kürzeln oder Wortgruppen verständigen. Ähnlich der codierten Kommunikation, die im www oder per SMS verwendet wird. Andere Störungen sind Legasthenie oder Dyskalkulie, die heute ein noch nie dagewesenes Ausmaß angenommen haben, aber vielfach die klassischen Definitionen in Richtung allgemeiner Lese-/Schreib-/Rechenschwäche verlassen haben. Häufig treten alle drei Störungen kombiniert auf. Das sind die Hintergründe für Millionenausgaben von Eltern für Nachhilfe. Reizüberflutete, übermüdete Kinder können sich nicht konzentrieren können, können nicht lernen können, können nicht denken können.

- **Psychische Probleme**: Dieser Bereich ist sehr inhomogen. Man kann mit Reizüberflutung ein Kind problemlos traumatisieren, sei es durch Dauer und Intensität der Reize oder durch die Brutalität der Sinneseindrücke. Die Folgen von Traumatisierungen reichen von persönlichem Rückzug mit sozialer Isolation über chronische Schlafstörungen bis zu Depression und Angstzuständen. Wenn auch nur der Verdacht derartiger Symptome auftaucht, sollte sofort ein Facharzt für Kinder-/Jugendpsychiatrie aufgesucht werden. Vor allem aber sollte keinesfalls übersehen werden, dass diese Kinder nicht Tabletten, sondern dringend nicht pharmakologische Behandlung im Sinne von Psychotherapie oder tiergestützter Beziehungstherapie benötigen.

Behandlungsprinzipien

Der beste Weg ist, man lässt es nicht zur Reizüberflutung kommen. Das TV-Gerät und eigentlich auch der PC haben im Kinderzimmer nichts verloren. Es ist nicht imponierend, wenn ein Zweijähriger „schon mit der Fernbedienung zappen kann", denn diese bemitleidenswerte Kreatur ist auf bestem Wege, ein Reizüberflutungskrüppel zu werden.

Keinesfalls sollte ein unkontrollierter Zugang zu diesen Medien möglich sein, was durch Passwortschutz ja kein Problem darstellt. Jeden Browser kann man ganz leicht selbst dahingehend einstellen, dass bestimmte Inhalte (Gewalt, Porno) nicht abgerufen werden können.

Wichtig sind für diese Kinder klare Strukturen, die mit dem rechtzeitigen Aufstehen am Morgen und einem gesunden Frühstück in Ruhe beginnen, was Voraussetzung für einen erholten Start in den Schultag ist. Dazu gehört auch ausreichend Zeit für den Schulweg. Statt dem Kind 5 Euro mitzugeben und ihm die Wahl zu lassen, sich an ernährungsmedizinisch fragwürdigen Schulbuffets oder im nächsten Supermarkt etwa mit Milchschnitten einzudecken, die niemals auch nur einen Tropfen Milch gesehen haben, sollte man sich Zeit nehmen, dem Kind ein wertvolles Jausenpaket einzupacken. Der beste Durstlöscher ist klares Wasser. So gut wie alle Fertiglimonaden sind chemiemanipulierte Zuckerbomben. Das gilt auch und insbesondere für Eistees und „spezielle" Kindergetränke.

Nach der Schule macht es Sinn, dem Kind einen kleinen Mittagsschlaf zu gönnen, wenn das möglich ist. Zumindest aber 30 Minuten Auszeit, ehe die Schulaufgaben gemacht werden. Allerdings nicht zu viel Auszeit, denn auch Spiel ermüdet, und müde gelingen Hausaufgaben schlechter, dauern länger, erzeugen so Frust. Kinder sollten möglichst viel im Freien sein und dort spielen. Das kommt nach der erledigten Pflicht als Belohnung perfekt in Frage. Niemals sollte TV/Internet in irgendeiner Form als „Belohnung" eingesetzt werden. Kinder im Grundschulalter sollten nicht mehr als 30 Minuten pro Tag am Rechner verbringen. Für Kinder zwischen 10 und 13 Jahren werden bis zu 60 Minuten und für ältere Kinder/Jugendliche bis 90 Minuten als Obergrenze empfohlen.

Wesentlich ist vom ersten Tag an das Gespräch, der verbale Austausch. Zunächst für die Sprachbildung, dann aber auch für die gemeinsame Verarbeitung von Erlebtem, Gesehenem, Gehörtem.

Auch die Wahl pädagogisch wertvollen Spielzeugs, die Förderung spezieller Interessen wie Musik sind wichtige Instrumente, um die psychische Gesundheit und optimale Entwicklung zu stärken sowie eine gewissen Widerstandsfähigkeit gegen den Mediendruck zu ermöglichen.

Nicht zuletzt lernen die Kinder von den Erwachsenen. Das bedeutet, die Eltern sind die ersten Rollenmodelle, an denen sich Kinder orientieren. Wenn sie ein Kind etwa auffordern, mehr zu lesen, selbst aber nie ein Buch in die Hand nehmen, dann ist das unglaubwürdig und wird nicht funktionieren. Dieser enge Bezug von der Beobachtung der Eltern durch das Kind wird häufig übersehen.

Was ebenfalls absolut nicht funktioniert, sind Ge- oder Verbote, die ohne jede vernünftige Erklärung einfach aufgrund einer falsch verstandenen „Erwachsenenautorität" verordnet werden. Das geht nicht lange gut und unterminiert ebenfalls jede Glaubwürdigkeit.

Röteln/Ringelröteln

Röteln werden ebenfalls von Viren ausgelöst. Kopfschmerzen, leichtes Fieber, Lymphknotenschwellungen (vor allem im Nacken) sind die auffälligsten Anzeichen, gefolgt von hellroten Flecken im Gesicht, die selten größer sind als eine Linse und häufig von einem helleren Hof umgeben sind. Mitunter treten Gelenkschmerzen auf. Gefährlich sind Röteln für Schwangere, sie sind zudem äußerst ansteckend. Sehr selten treten Hirnhautentzündungen auf, weswegen die Impfung gegen Röteln (gemeinsam mit Mumps und Masern) dringend empfohlen wird.

Ringelröteln

Ringelröteln werden ebenfalls viral übertragen, wobei es aber keinen Impfstoff gibt. Fast alle Klein- oder Schulkinder sind einmal in ihrem Leben betroffen und entwickeln dann lebenslange Immunität. Meistens kommt es zu leichtem Fieber und einem Hautausschlag, wobei zunächst Wangen und Nasenwurzel gerötet sind. Dann werden Arme, Beine und Gesäß befallen und es entstehen „girlandenförmige Strukturen", die bis zu zwei Monate sichtbar sein können. Gelenkschmerzen, Lymphknotenschwellung, mitunter Brechreiz, Husten und Schnupfen sind Begleiterscheinungen.

Behandlungsprinzipien

Fiebersenkende Maßnahmen (➲ Wadenwickel) und lokale Wärme im Bereich der schmerzenden Lymphknoten sind bei Röteln hilfreich. Zudem sollten betroffene Kinder mit Schwangeren nicht in Kontakt kommen.

Auch bei Ringelröteln können allenfalls die Begleitsymptome gelindert werden. Wirkungslos sind jedenfalls Antibiotika.

Scabies (Krätze)

Durch den Befall mit kleinen Krätzmilben, Parasiten, die Gänge in die Oberhaut (Epidermis) bohren, kommt es zu einem unregelmäßigen, knotigen Hautausschlag. Der Hautausschlag ist eine Reaktion auf den Milbenkot und die Eier, die in der Haut abgelegt werden und sie entzünden. Da der Ausschlag stark juckt, kratzen die Kinder heftig daran. Daher der Name „Krätze".

Weibliche Milbe (vergrößert)

Ansteckungsweg ist der direkte Hautkontakt mit jemandem, der Scabies hat. Die Infektion ist extrem ansteckend und daher unabhängig von der persönlichen oder familiären Hygiene. Selten ist nur ein Kind isoliert betroffen, sondern zumeist eine ganze Gruppe oder auch andere Familienmitglieder.

Es gibt bestimmte Stellen, an denen Scabies bevorzugt auftritt: zwischen den Fingern, um das Handgelenk herum, außen am Ellbogen, in der Achselhöhle, am Unterleib und den Genitalien, aber auch Kopfhaut, Gesicht, Kniescheibe, Handflächen oder Fußsohlen können betroffen sein.

Manchmal ist anhand wellenförmiger Linien sichtbar, wo die Milbengänge unter der Haut verlaufen. Es können kleine Eiterpusteln oder mit Wasser gefüllte Blasen auftreten.

Das Jucken tritt dann verstärkt auf, wenn die Haut warm ist – also etwa nach einem warmen Bad oder abends/nachts im Bett, denn dann sind die Milben aktiver. Somit führt das zu Schlafstörungen. An stark zerkratzten Hautstellen besteht die Gefahr einer bakteriellen Infektion (vgl. ➲ Impetigo).

Bei Erstbefall kann die Periode von der Milbenansiedlung bis zum juckenden Ausschlag bis zu sechs Wochen dauern. Bei Nachbefall beträgt sie nur wenige Stunden.

Sollten diese oder ähnliche Symptome auftreten, sollte ärztlicher Rat eingeholt werden.

Behandlungsprinzipien

Es gibt spezielle Salben oder Lotionen, die an allen betroffenen Hautstellen aufgebracht werden müssen.

Wichtig sind auch Maßnahmen zum Schutz nicht befallener Familienmitglieder. Es müssen alle Personen, die Kontakt mit dem Kind haben, untersucht werden. Es macht Sinn, auch all jene gleichzeitig zu behandeln, die (noch) keine Symptome aufweisen.

Weitere Schritte betreffen den Haushalt. Böden gründlich saugen und den Beutel sofort in den Müll werfen. Textilien wie Kleidung, Handtücher oder Bettwäsche bei mindestens 50°C waschen.

Auch Stofftiere und Spielsachen, die nicht gewaschen werden können, stellen eine potentielle Infektionsquelle dar. Man steckt sie für eine Woche in einen Plastiksack, evtl. auch in einen Tiefkühlschrank, wo die Milben erfrieren. Ohne den Menschen als Wirt können die Milben nur wenige Tage überleben.

Scharlach

Scharlach ist eine Infektionskrankheit, die durch Bakterien ausgelöst wird. Die Erreger sind β-hämolysierende Streptokokken, vor allem *Streptococcus pyogenes*. Es entsteht keine Immunität. Das erklärt, warum man im Leben öfter an Scharlach erkranken kann.

Als bakterielle Infektion wird Scharlach ursächlich mit einem Antibiotikum behandelt. Weitere Maßnahmen richten sich nach den Symptomen.

Meist tritt die Erkrankung im Vorschul- und Schulalter auf. Der jahreszeitliche Erkrankungsgipfel liegt in den Monaten Oktober bis März. Die Übertragung erfolgt meist durch Tröpfcheninfektion, z.B. durch Niesen, Husten oder Sprechen, selten auch durch Schmierinfektion. Zwischen Ansteckung und Ausbruch der Krankheit liegen etwa zwei bis vier Tage. Bei antibiotischer Behandlung besteht schon zwei Tage nach der ersten Einnahme keine Infektionsgefahr mehr. Bis zu 20 % der Menschen können die Bakterien auch übertragen, ohne selbst zu erkranken.

Die Mehrzahl der Symptome ist nicht besonders spezifisch. Es können Halsschmerzen, schleimiger Husten, Schluckbeschwerden oder auch Bauchschmerzen auftreten, die von Fieber begleitet sind. Am Beginn des Fiebers kann Schüttelfrost auftreten. Rachen und Gaumenmandeln sind gerötet. Die Mandeln können eitrig belegt sein (Scharlach-Angina). Daher finden sich auch geschwollene Halslymphknoten. Manche Kinder erbrechen durch die Schluckstörungen.

Die Zunge ist zunächst weiß belegt und nimmt dann eine himbeerrote Färbung („Himbeerzunge") mit geschwollenen Geschmacksknospen (Zungenbläschen) an.

Es kommt zu einem charakteristischen Ausschlag. Er beginnt in der Leistenregion oder unter den Achseln. Es handelt sich um dicht beieinanderstehende, stecknadelkopfgroße, intensiv rotgefärbte leicht erhabene Flecken. Er breitet sich über den ganzen Körper aus, mit Ausnahme des Bereiches um den Mund. Diese Blässe wird auch als Milchbart bezeichnet.

Allerdings zeigen manche Kinder einen gering ausgeprägten Ausschlag, leiden aber unter intensivem Krankheitsgefühl.

Die Hautrötung verschwindet nach wenigen Tagen. In der Folge schält sich die Haut kleieförmig – vor allem an Händen und Füßen. Diese Schuppung hält bis zu acht Wochen an.

Scharlach ist eine ernste Erkrankung, da er zu weitreichenden Komplikationen führen kann. Als Folge der Rachenmandelentzündung können sich eitrige Einschmelzungen im Rachenraum ausbilden. Weitere potentielle Akutkomplikationen sind Mittelohrentzündung, Nebenhöhlenentzündung, seltener Lungenentzündung, Knochenentzündung, Hirnhautentzündung oder Herzmuskelentzündung.

115

Gefürchtete Spätkomplikationen sind rheumatisches Fieber (Häufigkeit 1:5.000), Chorea minor („Veitstanz") und akute Glomerulonephritis (Nierenentzündung). Alle diese Krankheitsbilder werden durch eine Fehlreaktion des Immunsystems ausgelöst und können zwei bis sechs Wochen nach einer Scharlacherkrankung auftreten.

Behandlungsprinzipien

- Wichtig ist hier die Antibiotikatherapie, da es sich um eine bakterielle Infektion handelt. Zur Anwendung kommt vor allem Penicillin, aber auch Erythromycin oder Cephalosporine. Wichtig ist, die Therapie in der Länge durchzuführen, die verordnet ist, immer wieder kommt es bei zu früh beendeter Therapie zu den Spätkomplikationen.
- Wesentlich ist strenge Bettruhe. Zur Fiebersenkung können ⊃ Wadenwickel eingesetzt werden.
- Bei Halsschmerzen kommen ⊃ Halswickel und das Gurgeln mit Salbei zum Einsatz (⊃ Entzündungen Mund-/Rachenraum). Salbei schmeckt allerdings bitter und ist bei Brechreiz daher eher nicht unbedingt vorteilhaft. Auch Salztabletten (z.B. Emser Pastillen) haben eine positive Wirkung.
- ⊃ Inhalationen lindern die Hustensymptomatik.

Schlafapnoe-Syndrom

Etwa 7 % aller Kinder schnarchen nachts regelmäßig, bis zu 2 % leiden an einer sogenannten obstruktiven Schlafapnoe. Bei Kindern mit ADHS ist es sogar jedes vierte Kind, bei adipösen Kindern bis zu jedem zweiten Kind, das betroffen ist.

Bei Säuglingen und Kleinkindern können leichte Schnarchgeräusche auf Grund einer noch nicht vollständig entfalteten Schleimhautfalte im Rachen auftreten. Dieses Schnarchen ist unbedenklich und geht in der Regel nach einiger Zeit vorüber.

Auch Infektionen der Atemwege (Erkältung, Schnupfen) können verantwortlich sein.

Wenn Kinder aber ohne Erkältung weiterhin schnarchen oder Tagesmüdigkeit, Konzentrationsstörungen und häufige Atemwegsinfekte auftreten, könnte das Schlafapnoe-Syndrom vorliegen und man sollte ärztliche Hilfe in Anspruch nehmen.

Frühgeborenen-Apnoe

Viele Säuglinge, die vor der 34. Schwangerschaftswoche auf die Welt kommen, entwickeln eine sogenannte Frühgeborenen-Apnoe. Sie ist umso häufiger, je früher das Kind geboren wurde und stellt eine zentrale Schlafapnoe dar. Dabei setzt die Atmung des Kindes vorübergehend für mindestens 5 Sekunden aus.

Man geht dabei davon aus, dass das Atemkontrollzentrum im Gehirn noch nicht vollständig ausgebildet ist. Die Krankheitsanzeichen treten oft in den ersten Tagen nach der Geburt auf. Auf Perioden regelmäßiger Atmung folgen kurze Atempausen. Dauern die Aussetzer länger als 20 Sekunden, so sinkt der Sauerstoffgehalt im Blut, die Haut des Kindes kann sich blau verfärben (Zyanose) und das Herz schlägt langsamer.

Indem man den Säugling auf den Rücken oder auf die Seite legt sowie Kopf und Nacken gestreckt hält, kann man einer Blockade der Atemwege vorbeugen. Bei Kindern, die vor der 34. Schwangerschaftswoche zur Welt gekommen sind, enden die Apnoe-Anfälle meist zu jenem Zeitpunkt, an dem normalerweise die 34. Schwangerschaftswoche erreicht worden wäre.

Halten die Apnoe-Attacken jedoch an, so können Medikamente gegeben werden, die das Atemzentrum anregen und für eine kontinuierliche Atmung sorgen.

Obstruktive Schlafapnoe bei Kindern

Etwa 0,7 bis 2 % aller Kinder und 2 % der Zwei- bis Fünfjährigen leiden an einer obstruktiven Schlafapnoe. In einer Studie an 5.206 Kindern konnte gezeigt werden, dass Kinder häufiger an Schnarchen, Blässe, Tagesmüdigkeit und Konzentrationsstörungen leiden, wenn in den Familien mehr als 10 Zigaretten pro Tag geraucht werden.

Schlafapnoe bei Kindern kann sich oft auch durch Sprachstörungen, verzögerte Sprachentwicklung, Mundatmung, Untergewicht, Minderwuchs, Nachtschweiß oder motorische Hyperaktivität bemerkbar machen.

Eine Schlafapnoe im Kindesalter kann auch mit dem Gewicht zusammenhängen. Übergewichtige Kinder leiden viel häufiger daran als normalgewichtige Kinder.

Eine weitere Ursache können vergrößerte Mandeln oder Polypen sein. Dazu kann ein Hals-Nasen-Ohren-Arzt das Kind untersuchen. Gegebenenfalls müssen die Polypen oder Mandeln operativ entfernt werden, wodurch bei drei Viertel der Kinder eine Besserung erreicht wird. Die Probleme bleiben hingegen vor allem bei Kindern fortbestehen, die weitere Grunderkrankungen oder ein Down-Syndrom haben.

Plötzlicher Kindstod

Wenn ein gesundes Kind im ersten Lebensjahr plötzlich stirbt, sprechen Ärzte vom plötzlichen Kindstod (SIDS – Sudden Infant Child Death), dessen Ursachen und Zusammenhänge bis heute nicht aufgeklärt sind. In der Forschung geht man auch der Frage nach, ob Schlafapnoe mit dem plötzlichen Kindstod in Verbindung stehen könnte und inwieweit die Atmungsaussetzer als auslösender Faktor in Betracht kommen.

Schlafmangel

Schlaf ist wichtig. Ein Erwachsener braucht durchschnittlich sieben bis acht Stunden Schlaf pro Nacht. Grundsätzlich ist Schlafen natürlich etwas sehr Individuelles. Was für den einen reicht, ist dem anderen noch lange nicht genug. Das gilt für Erwachsene wie für Kinder. Trotzdem aber gibt es Richtwerte, die Eltern eine Orientierung für das Schlafbedürfnis von Kindern geben.

Die meisten Neugeborenen verschlafen fast den ganzen Tag und werden oft nur zum Essen und Wickeln wach. Einen Tag-Nacht-Rhythmus kennen sie oft nicht. Deshalb schlafen sie auch tagsüber viel und werden nachts regelmäßig munter. Im Laufe der ersten Monate gewöhnen sie sich an den Unterschied von Tag und Nacht und verlagern den Schlaf mehr und mehr auf die Nacht. Bis ungefähr zum ersten Geburtstag schlafen sie dann meistens noch zweimal am Tag, danach stellen sich die meisten Babys auf einen Tagesschlaf, den Mittagsschlaf, um.

Bis wann ist ein Mittagsschlaf nötig? Experten raten, den Mittagsschlaf bis zum vierten Lebensjahr fortzusetzen. Aber natürlich ist auch das Mittagsschläfchen etwas Individuelles. Während manche Kinder schon um den zweiten Geburtstag herum nicht mehr dazu zu bewegen sind, mittags zu schlafen, sind andere Kinder noch im Schulalter dafür dankbar. Wenn Kinder abends nicht mehr zur Ruhe finden oder später einschlafen als gewohnt, kann es sinnvoll sein, den Mittagsschlaf zu reduzieren.

Schlafbedürfnis von Kindern nach Alter	
Alter	**Schlafbedürfnis**
bis zu 3 Monaten	16–18 Stunden
4–5 Monate	14–15 Stunden
6–12 Monate	13 Stunden
1–4 Jahre	12 Stunden
5–6 Jahre	11,5 Stunden
7–9 Jahre	11 Stunden
10–11 Jahre	10,5 Stunden
12–13 Jahre	10 Stunden
14–16 Jahre	9 Stunden
Quelle: familienhandbuch.de	

Als Teenager verändert sich der Schlafrhythmus nochmals grundlegend. Er verschiebt sich deutlich nach hinten. Das heißt, manche Jugendliche sind morgens später leistungsfähig und abends länger wach. Dann ist die Leistungsfähigkeit in der ersten Schulstunde noch nicht voll gegeben.

Zu wenig Schlaf kann auch übergewichtig machen. Große Bevölkerungsstudien beschreiben seit längerem schon einen Zusammenhang zwischen der Schlafdauer und dem Auftreten von Übergewicht bzw. Adipositas. Eine Untersuchung aus Neuseeland zeigt, dass Kinder, die wenig schlafen, stärker zu Übergewicht neigen. Dafür wurde die Schlafdauer von 591 Siebenjährigen gemessen. Im Schnitt verbrachten die Kinder pro Nacht 10,1 Stunden im Bett, Kinder, die weniger als neun Stunden schliefen, waren demnach eher übergewichtig oder fettleibig. Der Schlafmangel könnte das Risiko für Übergewicht sogar auf das Dreifache erhöhen. Dieser Effekt hatte sich unabhängig von Bewegungsmangel und Fernsehkonsum gezeigt. Kinder mit Schlafmangel zeigten sich während den Untersuchungen für die Studie auch eher verhaltensauffällig. Die Forscher betonen daher die große Bedeutung ausreichenden Schlafs für die Entwicklung von Kindern.

Kürzlich konnte eine Arbeitsgruppe in den USA zeigen, dass Schlafmangel zur Herabsetzung der Aktivität der Hirnareale führt, die den Appetit regulieren. Dadurch könnte eine Erklärung gefunden sein, warum Schlafmangel zu Übergewicht und Adipositas führt.

In einer weiteren Studie wurde nachgewiesen, was viele Eltern bereits ahnten: Kinder brauchen umso länger zum Einschlafen, je weniger sie sich tagsüber bewegen. Außerdem schlafen junge Bewegungsmuffel der Studie zufolge kürzer als Kinder, die sich tagsüber ausgetobt haben.

Schlafmangel führt – wie nicht anders zu erwarten – zu Symptomen des Leistungsverlustes mit Antriebslosigkeit; Konzentration, Wahrnehmungsfähigkeit und Reaktionsfähigkeit sinken, die Reizbarkeit steigt, Kopfschmerzen können auftreten und ein allgemeines negatives Körpergefühl.

Akuter Schlafmangel lässt sich ausgleichen, chronischer nicht. Er steht für ein Missverhältnis zwischen Schlafbedarf und Schlafvermögen. Dauerhafter Schlafmangel führt zu körperlichen Beschwerden, aber nicht nur das, auch Depressionen und Angstzustände können als Folgen auftreten.

Kinder, die auf Dauer zu wenig Schlaf bekommen, können weiters damit reagieren, dass sie zappeliger werden. Sie sind häufiger verhaltensauffällig und zeigen Symptome von ADHS, wiewohl es nicht um ein solches handelt.

In den USA geht man davon aus, dass zumindest ein Drittel der Kinder nicht ausreichend lange im Bett ist. Schon länger vermuten Experten deshalb, dass die gestiegene Anzahl von Kindern mit ADHS-Diagnosen auch mit diesen schlechten Schlafgewohnheiten in Verbindung stehen könnte.

Eine finnische Studie zeigte, dass Kinder, deren aufgezeichnete Schlafdauer unter 7,7 Stunden lag, eher hyperaktiv und impulsiv waren und auch auf einer ADHS-Skala einen höheren Punktwert bekamen. Statistisch betrachtet waren damit kurze Nächte bedeutsame Anzeiger für Hyperaktivität und Impulsivität. Kinder, die darüber hinaus Schlafprobleme aufwiesen, hatten dagegen auch größere Aufmerksamkeitsdefizite. Mangelnde Schlafdauer und Schlafprobleme stehen mit Verhaltensauffälligkeiten, die ADHS ähnlich sind, in Verbindung. Kurzer Schlaf verstärkt per se die Ausprägung dieser Symptome, egal, ob Schafprobleme auftreten oder nicht.

Behandlungsprinzipien

- Ausreichend frühes Zubettgehen.
- Dabei dem Kind die Möglichkeit geben, Dinge, die es untertags vielleicht besonders bewegt haben, in einem Gespräch aufzuarbeiten.
- Wesentlich ist die klare Struktur, der Rhythmus und das gleichmäßig bleibende Zubettgehen-Ritual, ein täglich gleiches Procedere beim Schlafengehen. Die Gute-Nacht-Geschichte wirkt Wunder.
- Manchen Kindern hilft Entspannungsmusik, andere lesen noch in einem Buch. Sie können auch Methoden der traditionellen Medizin versuchen (➲ Entspannungstee, ➲ Einschlafhilfen).

Sonnenbrand

Sonnenbrand ist eine Verbrennung ersten Grades, bei Blasenbildung eine Verbrennung zweiten Grades, durch übermäßige Exposition in der Sonne oder künstlichem UV-Licht. Sonnenbrand tritt erst drei bis sechs Stunden nach dem Sonnenbaden auf. Meist kann der Körper die Defekte, die das Sonnenlicht hervorruft, wieder reparieren. Das Gedächtnis der Haut registriert jedoch jeden Sonnenbrand und alle extremen Sonnenbäder. Auch ohne sichtbaren Sonnenbrand schädigen die Sonnenstrahlen auf Dauer die ungeschützte Haut.

Die Haut ist stark gerötet, gespannt, gegebenenfalls auch geschwollen und hoch schmerzhaft bei Berührung.

Der Sonnenbrand entzieht dem Körper viel Flüssigkeit.

Bei folgenden Symptomen sollte ärztlicher Rat eingeholt werden:

- starke Schmerzen,
- Blasenbildung (Blasen nie selbst öffnen! Infektionsgefahr!),
- wenn Kleinkinder oder Babys betroffen sind,
- Kopfschmerzen,
- Fieber,
- Nackensteifigkeit,
- Übelkeit und Erbrechen,
- Bewusstseinstrübung/Ohnmacht.

Es ist gesichert, dass wiederholte Sonnenbrände zu Hautkrebs führen. Die Ursache für weißen Hautkrebs ist dabei vor allem das notorische „Grillen" in der Sonne. Beim Melanom macht man den typischen Urlaubssonnenbrand verantwortlich, wenn Menschen, die kaum im Freien sind, sich plötzlich der Sonne aussetzen und dann einen Sonnenbrand erleiden.

Behandlungsprinzip

Die beste Therapie ist die Prävention. Nachfolgende Bekleidungsempfehlungen betreffen vor allem Babys und Kleinkinder, machen aber grundsätzlich immer Sinn:

- Sonnenhut (keine Baseballkappe, die schützt nicht den Nacken!),
- Lange und dünne Hose,
- langärmeliges weites T-Shirt,
- Schuhe oder Babysocken,
- Sonnenbrille, wenn möglich.

Man achtet auf die Kühlung der betroffenen Hautstellen. Feuchte Tücher auflegen (keine Eiswürfel), ggf. kühl baden/duschen. Hilfreich sind zudem kühlende Salben.

Hausmittel wie Topfen und Joghurt werden heute nicht mehr empfohlen.

Keinesfalls sollte Fett oder Öl in irgendeiner Form aufgebracht werden.

Sonnenstich & Co.

Scheint einem Kind die Sonne längere Zeit auf den Kopf, werden Gehirn und Hirnhäute gereizt. Das passiert gerade bei Kindern in den ersten Lebensjahren besonders schnell, denn die Schädeldecke ist noch dünn, und oft genug ist auch der Haarwuchs noch spärlich. Durch die Hitze schwellen Gehirn und Hirnhäute an, können sich in der knöchernen Schädelhöhle jedoch nicht ausdehnen. Der steigende Druck auf das Gehirn führt zu den typischen Symptomen.

Folgende Anzeichen, die oft erst nach einigen Stunden auftreten, deuten auf einen Sonnenstich hin:

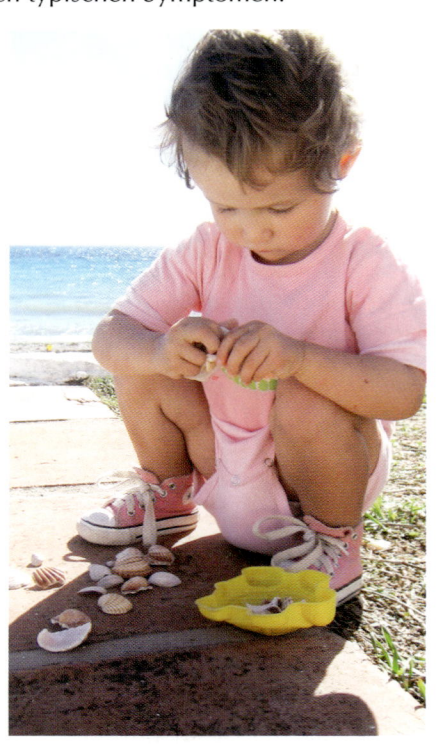

- Kind ist unruhig oder übellaunig, kann aber auch benommen sein (bis hin zur Bewusstlosigkeit!),
- hochroter, heißer Kopf, Haut am Körper eher kühl,
- Kopfschmerzen, oft auch Schwindel,
- Übelkeit und Erbrechen,
- Nackensteife (Kind kann den Kopf nicht nach vorne beugen, sodass das Kinn die Brust berührt, da dies schmerzhaft ist),
- eventuell auch hohes Fieber, häufig abends, Kind dann oft eher blass.

Behandlungsprinzipien

- Bringen Sie Ihr Kind in den Schatten.
- Legen Sie es mit erhöhtem Oberkörper auf den Rücken, das verringert den Druck aufs Gehirn.

- Kühlen Sie den Kopf mit feuchten, kalten Tüchern, die Sie häufig wechseln. Alternativ können Sie auch eine Kühlkompresse verwenden, die Sie aber vor dem Auflegen in ein Tuch (z.B. Geschirrtuch) einschlagen.

Kinder bis zum 2. Lebensjahr mit Sonnenstich sollten von einem Kinderarzt gesehen werden. Auch alle, die auf die Erstmaßnahmen nicht reagieren. Ist das Kind bewusstlos, muss sofort ein Notarzt verständigt werden! Bis zu dessen Eintreffen legt man das Kind mit leicht in den Nacken gebeugtem Kopf auf die Seite, damit es nicht an Erbrochenem erstickt. Wichtig: Bitte rufen Sie in jedem Fall den Arzt, wenn Ihr Kind an einem der hier aufgeführten Krankheitsbilder leidet und sich nach den genannten Erstmaßnahmen nicht rasch und vollständig erholt!

Hitzeerschöpfung/Überwärmung (es liegt normale Temperatur vor)

Die Hitzeerschöpfung entsteht, wenn ein Kind sich viel bewegt und deshalb stark schwitzt. Der Verlust an Flüssigkeit und Salzen (Elektrolyten) wird nicht ausgeglichen, weil es nicht genug trinkt. Der Blutkreislauf ist durch die Abnahme der zirkulierenden Blutmenge vermindert und es kann zum Kreislaufversagen kommen.

Folgende Anzeichen sprechen für Hitzeerschöpfung:

- Kind ist meist blass und fröstelt, hat kalten Schweiß auf der Stirn; anfangs kann der Kopf jedoch auch leicht gerötet und feuchtwarm sein,
- große Schwäche,
- normale Körpertemperatur,
- schneller, schwacher Puls,
- eventuell zusätzlich leichte Kopfschmerzen und leichte Übelkeit, Erbrechen ist allerdings untypisch.

Behandlungsprinzipien

Kind in den Schatten bringen und mit einer leichten Decke zudecken, wenn es fröstelt. Beine möglichst hochlagern (auf Kissen oder einfach hochhalten). Viel trinken (nicht eiskalt!). Ideal wäre ein salzhaltiges Getränk (eine ➲ Elektrolytlösung wie gegen Durchfall).

Hitzschlag

Der seltenere Hitzschlag oder Hitzeschock tritt bei feuchtheißer, schwüler Witterung auf, besonders wenn Ihr Kind zu warm angezogen ist. Ist nämlich die

123

die Krankheitsbilder

Schweißabgabe durch ungeeignete Kleidung oder hohe Luftfeuchtigkeit nicht möglich, kommt es im Körper zu einem Wärmestau. In unseren Breiten tritt der eventuell tödliche Hitzschlag meist bei Babys auf, die längere Zeit in einem völlig überhitzten Auto verbringen mussten – meist auf einem Parkplatz abgestellt und von den Eltern „vergessen".

Typische Hitzschlag-Symptome:

- anfangs hochroter Kopf, dann Haut am gesamten Körper gerötet, heiß und trocken,
- stumpfer Gesichtsausdruck, taumelnder, unsicherer Gang,
- Schwindel, Kopfschmerzen, Benommenheit bis hin zur Bewusstlosigkeit,
- Schüttelfrost, dann hohe Körpertemperatur (Fieber über 38 °C).

Behandlungsprinzipien

- Arzt verständigen.
- Kind an einen kühlen, schattigen Platz bringen.
- Mit erhöhtem Oberkörper auf den Rücken legen (falls nicht bewusstlos, andernfalls Seitenlage).
- Kleidung ausziehen oder öffnen.
- Haut mit feuchten Tüchern kühlen (Wasser nicht zu kalt, etwa 20°C), regelmäßig wechseln.
- Nicht kalt abduschen – Schockgefahr!

Soor ➲ Hautpilz

Sprue ➲ Zöliakie

Stimmbandentzündung

All diese Begriffe stehen letztlich für das identische Geschehen: Stimmlippenentzündung, Laryngitis, Kehlkopfentzündung, Entzündung der Stimmbänder, Stimmbandüberbeanspruchung.

Als Auslöser gelten allgemein Viren oder Bakterien, aber auch Überbeanspruchung. Es ist etwa eine typische Sängererkrankung. Häufig tritt die Erkrankung im Rahmen von Erkältungen auf. Es kommt dabei zu einem Befall und einer Schwellung der Schleimhaut an den Stimmbändern, Schleim lagert sich auf. Das beeinträchtigt die Funktion und führt zu den bekannten Symptomen.

Das Leitsymptom Heiserkeit und ein Kratzen im Hals oder dem Gefühl vom Knödel im Hals. Es besteht oftmals Räusperzwang und das Gefühl, dass jedes Sprechen äußerst anstrengend ist. Daneben kann es zu einem Ziehen und Schmerzen oder einem Schwellungsgefühl am Hals (dicker Hals) kommen – bei Bewegungen oder auch bei Sprechbelastung. Es kann auch mäßiges Fieber auftreten.

Behandlungsprinzipien

Da es sich meist um Erkältungsviren handelt, gelten die dort angeführten symptomatischen Maßnahmen. Siehe ➲ Erkältung.

Ärztliche Intervention ist vonnöten, wenn Zeichen von Atemnot auftreten sollten.

Stress

Flötenunterricht, Geburtstagsfeier, Fußballtraining, Mathe-Hausaufgaben und noch mehr. Zu dichte Tagesprogramme, Freizeitstress und zu viele Angebote ohne entsprechende Ruhepausen – das ist der Stoff, aus dem Kinderstress gestrickt ist. Auch Überforderung in der Schule, Streit mit Klassenkameraden oder Geschwistern und Konflikte innerhalb der Familie können Kindern arg zu schaffen machen.

Die häufigsten Stresssymptome sind Schlafstörungen, Appetitlosigkeit, Gereiztheit und eine verringerte Fähigkeit, mit Niederlagen umzugehen. Generell gilt: Je kleiner das Kind, desto körperlicher reagiert es auf Stress, also etwa mit Bauch- und Kopfschmerzen. Später kommen ein erhöhter Angstpegel und Anspannung bis zur Depression hinzu, wobei Mädchen sich eher verschließen und Jungen zur Aggressivität neigen (siehe auch ➲ Reizüberflutung).

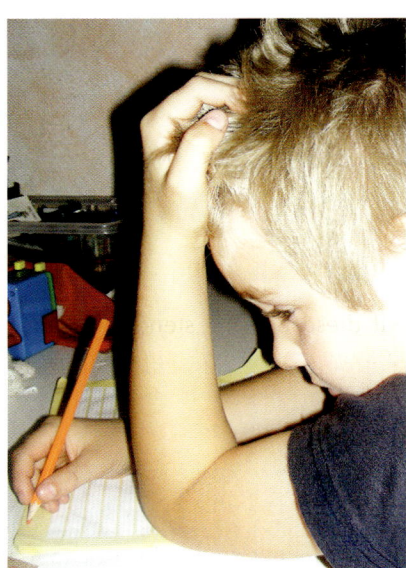

Herzklopfen, feuchte Hände, Verspannungen und ein trockener Mund können körperliche Symptome von Stress sein. Stress ist eine biologische Fluchtreaktion des Körpers. Der Körper zeigt es, wenn er sich auf „Alarmstufe Stress" einstellt. Kann er sich danach entspannen, ist das kein Problem.

Der Körper produziert bei Stress verstärkt die Stresshormone Adrenalin, Noradrenalin und Cortisol, die sich über das Blut im ganzen Körper verteilen. Das bewirkt einen schnelleren Herzschlag und eine erhöhte Aufmerksamkeit. Die Muskeln spannen sich an, der Atem geht schneller. Auch verteilt der Körper seine Flüssigkeit anders: Daher feuchte Hände und ein trockener Mund.

Folgt nach der Anspannung eine Erholungsphase, wird die Energie wieder abgebaut und der Körper ist im Gleichgewicht, denn der Körper ist auf Anspannung und Entspannung programmiert. Erst bei ständiger Anspannung ohne Entspannung entstehen Stresssymptome wie etwa Herzklopfen, Einschlafprobleme und Angstgefühle.

Behandlungsprinzip

- Gute Tagesstruktur mit ausreichenden Ruhephasen zwischen Leistungsperioden.
- Ausreichend Schlaf – am Morgen ausreichend Zeit für Aufstehen, Frühstück und Schulweg.
- Keine Übertragung des „Elternstresses" auf die Kinder.
- Empathischer Umgang mit dem Kind, Gefühle der Kinder wahrnehmen und reflektieren.
- Zubettgehrituale.
- Altersentsprechende Behandlung – Kinder sind keine „kleinen Erwachsenen".
- Keine überzogenen Erwartungen.

Siehe auch ➲ Schlafmangel und ➲ Einschlafhilfen.

Tetanus (Wundstarrkrampf)

Diese Erkrankung ist benannt nach dem Erreger Clostridium tetani. Es handelt sich um einen Keim, der über Wunden in den Organismus eindringen kann. Der Erreger ist ein sogenannter Toxinbildner. Das heißt, er vermehrt sich im Organismus und bildet dann ein extrem starkes Nervengift. Potentiell gefährdet sind alle Wunden, besonders aber jene Verletzungen, bei denen rostige Nägel, Erde oder Altholz beteiligt sind.

Üblicherweise sollte man gegen diese Infektion geimpft (aktive Immunisierung) sein, denn es handelt sich um einen extrem gefährlichen Erreger. Im Verletzungsfall werden nicht Geimpfte mittels Tetanus-Immunglobulin passiv immunisiert.

126

Gemäß österreichischem Impfplan findet die Grundimmunisierung gegen Tetanus bereits im Säuglingsalter statt, und zwar gemeinsam mit den Impfungen gegen Diphtherie, Keuchhusten, Kinderlähmung, Haemophilus influenzae B sowie Hepatitis B. Es handelt sich also um eine Sechsfach-Impfung. Die Auffrischungsimpfungen finden im Schulalter statt, gemeinsam mit der Impfung gegen Diphtherie sowie gegen Keuchhusten und/oder Kinderlähmung.

	Aktive Immunisierung *	Passive Immunisierung (Tetanus-Immunglobulin)
Impfschutz unbekannt oder weniger als 3 Teilimpfungen	ja	Ja
Grundimmunisierung vorhanden und letzte Impfung weniger als 10 Jahre (bei über 60-Jährigen weniger als 5 Jahre) zurückliegend	nein	nein
Grundimmunisierung vorhanden und letzte Impfung mehr als 10 Jahre (bei über 60-Jährigen mehr als 5 Jahre) zurückliegend	ja	nein

Zu Beginn der Erkrankung erinnern die Beschwerden eher an eine leichte Grippe. Die Infizierten haben mit Kopfschmerzen, Schwindel, Ermüdungserscheinungen, Muskelschmerzen und Schweißausbrüchen zu kämpfen.

Erst dann kommt es zu den typischen Symptomen, an denen man die Erkrankung erkennt: Muskelverspannungen und Muskelkrämpfe. Davon sind auch die Kiefermuskeln betroffen, so dass die Betroffenen irgendwann ihren Mund nicht mehr öffnen können. Diese sogenannte Kieferklemme ist das häufigste Symptom.

Hinzu kommen Verkrampfungen von Armen und Beinen sowie Muskelkrämpfe der Rücken- und Bauchmuskeln. Auch das Zwerchfell, die Schlundmuskulatur und der Kehlkopf können betroffen sein.

Äußere Reize wie Geräusche und Licht lösen die Krämpfe aus und dauern etwa ein bis zwei Minuten. Sie werden von den Patienten als sehr schmerzhaft wahrgenommen, da das Bewusstsein völlig unbeeinträchtigt ist.

Es kommt zu Schluckstörungen und Erstickungsanfällen, die unbehandelt immer zum Tod führen. Noch immer liegt trotz entsprechender intensivmedizinischer Behandlungsmöglichkeiten die Todesrate bei über 10 %.

Tics

Tics sind unwillkürliche und heftige Bewegungen oder Lautäußerungen, die plötzlich – einzeln oder in Serie – auftreten können, z.B. Augenblinzeln, Schulterzucken, Husten, Bellen, Grunzen oder das Ausstoßen von obszönen Wörtern.

Man unterscheidet motorische (Bewegung) und vokale (Stimme) Tics. Eine sehr stark ausgeprägte Kombination aus beiden Formen ist das Tourette-Syndrom (mindestens zwei motorische und ein vokaler Tic).

Häufiges Blinzeln oder Mundverziehen, auch situationsuntypische Bewegungen (z.B. wiederholtes Zunge-Blecken) weisen auf eine Tic-Störung hin, außerdem vom Betroffenen ungewollte, häufig lautstarke Äußerungen oder Schimpfworte, die nicht in logischem Zusammenhang mit einem Gesprächsthema stehen. Auch Tierlaute oder Räuspern gehören dazu.

Tics sind keine gefährliche Störung. Häufig sind sie vorübergehend, verschwinden nach einigen Wochen oder Monaten wieder. Etwa 50 Prozent der Kinder mit Tics sind bis zum Alter von 18 Jahren symptomfrei. Leiden die Betroffenen jedoch stark unter den Tics oder sollte die Störung länger als ein Jahr anhalten, wäre es ratsam, einen Arzt aufzusuchen.

Tics entstehen hauptsächlich im Kindes-/Jugendalter – meist vor dem 18. Lebensjahr. Man geht davon aus, dass eine Erkrankung des Gehirns dahintersteckt. Die genaue Ursache ist noch unklar. Es gibt eine familiäre Häufung. Die Forschung ist aber noch nicht in der Lage, diese Vorbelastung durch Gentests herauszufiltern.

Tics sind nicht, wie beispielsweise bei Epilepsie, plötzlich und unerwartet auftretende Zuckungen. Sie treten meist in Stress-Situationen auf. Der Betroffene merkt, wenn ein Tic anrollt, einige können ihn sogar kurz zurückhalten. Jedoch treten Tics durch diese Unterdrückung meist verstärkt auf. Die Betroffenen empfinden den Tic dann als Erlösung, als Entspannung.

Behandlungsprinzip

In Verhaltenstherapien lernen Betroffene, mit Tics besser umzugehen. Oftmals werden bei starken Tics auch Medikamente verabreicht. Nicht immer geht es um eine psychische Störung. Einfache Tics wie ständiges Räuspern oder Blinzeln sind keine psychischen Störungen, belasten die Betroffenen im Alltag meist nicht. Tics mit mehreren Symptomen, z.B. Augenzwinkern mit gleichzeitigen lauten Äußerungen, können aber gemeinsam mit einer Zwangserkrankung oder dem Aufmerksamkeits-Defizit-Syndrom (ADS bzw. ADHS) auftreten.

Trauer ➲ Emotionaler Stress

Trauma ➲ Verletzung

Übergewicht/Adipositas

Ein sehr umfassendes Thema, das rund 25 % unserer Kinder und Jugendlichen betrifft. Oft beginnt das Problem schon durch „Überernährung" im Mutterbauch, wenn etwa ein latenter Schwangerschaftsdiabetes vorliegt und die Veranlagung dann weitergegeben wird, oder die Mutter in der Schwangerschaft raucht: Diese Kinder haben ein deutlich erhöhtes Risiko, im Kindes- und Jugendalter übergewichtig oder adipös zu werden.

Wie im Erwachsenenalter ist auch bei Kindern und Jugendlichen der BMI das Beurteilungskriterium für das Ausmaß des Übergewichtes. Während die Medizin von Adipositas ab einem Body Mass Index (BMI) von über 30 spricht, gibt es bei Kindern und Jugendlichen keinen Absolutwert, ab dem man von Adipositas spricht. Man nennt den BMI auch Körpermasseindex – er ist eine Maßzahl für die Bewertung des Körpergewichts eines Menschen in Relation zu seiner Körpergröße (Körpergewicht in kg/Körperlänge in Metern hoch 2 (kg/m^2)). Bei Kindern sind, ähnlich wie bei der Beurteilung des Längenwachstums, Perzentilenkurven für die Beurteilung notwendig. Ab einem BMI, der über der 97. Perzentile liegt, spricht man von Adipositas bei Kindern.

„Könnt Ihr mir das viele Essen nicht aus dem Kopf machen?"

„Ich war zwei Jahre da und hab nicht viel abgenommen, ich will so schön und schlank sein wie die anderen!"

Zwei Kinderzitate aus der Welt des Übergewichts, die alles sagen.

Natürlich gilt auch für Kinder die Tatsache, dass Übergewicht das Risiko, frühzeitig an Herz-Kreislauf-Erkrankungen zu versterben, erhöht. Je früher übergewichtig, desto drastischer dieses Risiko. Das leuchtet ein. Allerdings haben übergewichtige und adipöse Kinder noch die Möglichkeit, subtile Stoffwechselveränderungen bei Normalisierung des Körpergewichts vollkommen zum Verschwinden zu bringen. Andererseits sind Stoffwechselveränderungen und pathologische laborchemische Befunde für Kinder und Jugendliche alles andere als Motivationsfaktoren.

Die Ursachen für Übergewicht und Adipositas sind vielfältig und längst nicht alle klar. Dass Übergewicht durch die Speicherung von Fett im Fettgewebe entsteht, ist so banal wie richtig, bietet aber keine Erklärung bei der Suche nach dem Warum. Ein Energieüberschuss im individuellen Energiehaushalt ist in jedem Fall gegeben. Aber die Einflussfaktoren des Energiebedarfs sind so unterschiedlich wie vielfältig variabel.

Wenig überraschend ist – vom Erwachsenen-Übergewicht längst bekannt – die offensichtliche Mit-Beteiligung der Psyche. Spekulationen machen dabei jenes Zentrum verantwortlich, das im Gehirn unsere Impulse kontrolliert. Übergewichtige Kinder als hemmungslose Fresspsychotiker also? Zu einfach, aber in vielen Fällen spielt die Psyche sicher mit.

Im Kindesalter gibt es keine medikamentöse Therapie, wie sie es im Erwachsenenalter gibt, doch auch dort ist sie alles andere als besonders erfolgreich. Bei grundlegenden psychosozialen Problemen, die oft sekundär auftreten, aber auch ursächlich an der Entwicklung beteiligt sein können, sind tiergestützte Therapie, Verhaltens- oder Psychotherapie Ansatzpunkte. Ob es vielleicht konkrete psychische Rahmenbedingungen wie Scheidungstrauma, Wohlstandvereinsamung, unverarbeitete Konflikte oder Ähnliches gibt, die Wegbereiter für das sind, was man lapidar auch als „Frustfraß" bezeichnet, darüber schweigt die wissenschaftliche Chronik weitgehend. Es darf aber als wahrscheinlich gelten.

Auch Schlafmangel macht dick, wie aktuelle Studien immer wieder bestätigen. Ebenso wie alle Formen der Unzufriedenheit. Hier dürfte das Glückshormon „Serotonin" in der Schokolade eine nicht unerhebliche Rolle spielen. Pharmakologisch gesehen entspricht das ja einem milden Antidepressivum.

Nicht zu vergessen im Konzert der Ursachen für Übergewicht sind genetische Faktoren. Übergewicht ist eine ernstzunehmende Krankheit, die durchaus familiär gehäuft auftreten kann. Warum genau, weiß man nicht. Es ist auch nicht bekannt, ob es vielleicht bessere oder schlechtere „Futterverwerter" gibt. Es wäre durchaus plausibel, da es bei anderen Säugetieren eine bekannte Tatsache ist.

Betrachten wir das Thema Übergewicht aus hormoneller Sicht, müssen wir an dieser Stelle auf eine weitere, wenn auch deutlich seltenere Ursache für Übergewicht verweisen: eine Stoffwechselerkrankung. Die Betroffenen haben es mit ihrer Krankheit doppelt schwer. Zum einen leiden sie unter der Adipositas selber, zum anderen sehen sie sich ungerechtfertigterweise mit dem Vorwurf der durch Undiszipliniertheit selbst verschuldeten Fettleibigkeit konfrontiert. Mögliche hormonell bedingte Ursachen für Übergewicht können z.B. eine Schilddrüsen-Unterfunktion, eine Überfunktion der Nebennierenrinde (Cushing-Syndrom) oder ein Hirntumor sein, oder in ganz seltenen Fällen ein Mangel am Hormon Leptin.

Als häufigste Ursache von Übergewicht gilt die Kombination Fehlernährung und Bewegungsmangel. Das macht Adipositas zu einer vornehmlich städtischen Epidemie, denn in ländlichen Regionen machen die Kinder bedeutend mehr Bewegung im Freien und sind daher auch seltener dick. Zuerst wird man dick, weil man sich nicht bewegt, und dann bewegt sich das Kind nicht, weil es eben anstrengend ist. Ein Teufelskreis.

Ursächlich beteiligt ist auch das Schulsystem, da seit Jahren konsequent Turnstunden gestrichen werden. Die Aktion „Tägliche Stunde Turnunterricht" ist möglicherweise ein erster Ansatz für eine positive Entwicklung. Dabei ist anzumerken, dass – schon aus orthopädischen Gründen – bestimmte Bewegungen, die für gesunde Kinder förderlich sind, übergewichtigen Kindern Schäden zufügen können.

Das Thema Fehlernährung ist ein extrem wichtiges und wird weit unterschätzt. Obwohl die Technologie im Haushaltsbereich heute unglaublich ökonomisches Arbeiten ermöglicht, wird den Menschen durch entsprechende Werbung beständig suggeriert, Kochen wäre der pure Stress, und im nächsten Satz folgt die Anpreisung von schmackhaften Fertiggerichten mit „kurzen Garzeiten".

Es existiert konsequent das Märchen von der früheren Hausfrau & Mutter, die angeblich Unmengen Zeit in der Küche verbrachte. Zeit, die sie offenbar hatte. Ein Irrtum, denn das kommt aus einer Epoche, da Wäsche mit der Hand gewaschen, an der Leine in Garten oder Dachboden zum Trocknen aufgehängt und auch das Geschirr nicht maschinell gereinigt wurde, wo es keinen Staubsauger gab, kein

Zweitauto für Einkäufe zur Verfügung stand und auch keine Zentralheizung automatisch für Warmwasser und temperierte Räume sorgte – also Holz gemacht und eingeheizt werden musste.

Die „frühere" Hausfrau hatte aufgrund der völlig anderen Rahmenbedingungen alles andere als „alle Zeit der Welt" und der heute behauptete „Kochstress" erzeugt bei jedem, der auch nur einige Grundlagen des Kochens beherrscht, vor allem eines: nämlich Kopfschütteln. Garzeit für vorzugsweise italienische Weizengries-Nudeln sind 8 Minuten, während derer sich eine schmackhafte Soße zubereiten lässt. Die Garzeit für Kartoffeln im Druckkochtopf liegt kaum wesentlich darüber. Reis ist in 15 Minuten gekocht. Damit sind die Kalorienträger – die Kohlenhydrate – abgehakt. Als Fett sollte vor allem kalt gepresstes Olivenöl dienen. Es sollte sich jeder bewusst sein, dass in jeder Art von Wurst Unmengen an versteckten tierischen Fetten verborgen sind. Je minderwertiger die Zutaten, desto Extrawurst. Magerer Schinken hingegen enthält extrem wenig Fett. Auch scheinbar „gesunde" Putenwurst enthält sogar Speck.

Unterschätzt wird der Fettgehalt von durchschnittlichen Käsesorten, die Fleisch in Sachen Fett um Längen schlagen.

Alle Arten von Süßigkeiten haben auf dem Tisch adipöser Kinder gar nichts und auf denen normalgewichtiger nur streng rationiert etwas verloren. Bei der Auswahl sollte man sehr kritisch sein und Produkte mit mangelhafter Deklaration und grellen Farben meiden.

Tatsache ist: Nur wer selbst kocht, weiß, was er isst. Ob Fastfood oder Fertiggericht, sie sind die Wegbereiter der Adipositas – sowie viele „Kinderprodukte", die vor allem mit einem punkten: mit Zucker und Süße.

Auch das Märchen von der angeblichen Unerschwinglichkeit gesunder Ernährung kommt von Menschen, die entweder nicht selbst kochen oder das nie durchgerechnet haben. Man sollte sich an einige Grundregeln halten. Maximal dreimal mageres Fleisch pro Woche, zweimal Fisch und mindestens zweimal gar nichts von beiden, wobei auch Geflügel zum Fleisch gezählt wird. Innerhalb der Mahlzeit sollte der Fleischanteil nicht mehr als 30 % betragen. Man kann geschmacklich auch ein wenig „schwindeln", indem man geringe Fleischanteile, etwa von Geselchtem oder ein leere Speckschwarte, als „Geschmacksverbesserer" bei Gemüse mitkocht. Auf der Kostenseite gilt hier, dass man bei verminderter Fleischmenge natürlich auf bessere Qualität achten kann, ohne den Kostenanteil zu erhöhen.

Formuliert man das etwas überzeichnet, so verhindert gerade ein knappes Budget den Ankauf unnötiger Fleischmengen. Wesentlich ist die Kenntnis, was man kaufen soll und was nicht.

Tatsächlich enthält vor allem rohes Gemüse all die guten Bestandteile, die man ihm zuordnet. Gegebenenfalls gart man kurz – möglichst über Dampf –, um den Verlust an Inhaltsstoffen gering zu halten. Wer auch nur den kleinsten Gartenflecken zur Verfügung hat, sollte das aktiv nutzen. Nichts schmeckt besser als Gemüse aus dem eigenen Anbau. Selbst der Versuch mit Tomaten als Topfpflanzen auf dem Balkon lohnt sich. Als tolle Alternative können Bauernmärkte gelten, die es in unserem Land in großer Zahl gibt.

Werden „Vitamine und Spurenelemente" industriell gefertigter Nahrung zugesetzt, dann ist das vielfach eine Formsache. Das heißt, biochemisch sind die schon enthalten, wie die Packung es verspricht, aber möglicherweise gar nicht in jener Form, die der Darm optimal aufnehmen kann.

Es ist in diesem Zusammenhang wichtig, Kinder frühzeitig an den natürlichen Geschmack der verschiedenen Gemüsesorten zu gewöhnen. Wie beim Tierfutter auch, sind Fertiggerichte geschmacklich so ausgerichtet, dass Kinder, die einmal daran gewöhnt sind, natürliche Nahrung nicht mehr als solche erkennen.

Eine großartige Bereicherung sind auch die zahlreichen Kräuter, die ebenfalls behilflich sind, viel Abwechslung in unsere Küche zu bringen.

Und - wann immer möglich – sollte Salat nicht fehlen.

Obst ist für übergewichtige Kinder vor allem dann gesund, wenn es nicht Obst-sorten wie etwa Weinrauben sind, die einen besonders hohen Zuckergehalt auf-weisen.

Die „Wiederentdeckung" des Kochens ist also mit Sicherheit der beste Weg, um sich kontrolliert und bewusst zu ernähren. Kinder haben oft viel Spaß – auch Buben –, bei der Kocharbeit zu helfen. Dabei lassen sich dann auch sehr lockere Gespräche führen.

Wiederentdeckt werden sollte dringend auch Wasser als Standardgetränk. Ge-tränke sind ein besonders dunkles Ernährungsthema, denn in industriell gefertig-ten alkoholfreien Getränken sind Zuckermengen „verpackt", die es in sich haben. Wer Kindern frühzeitig vor allem solche Getränke anbietet, folgt der gezielten Geschmackserziehung der Lebensmittelindustrie, und das Ergebnis ist ein Kind, dass vor allem die entsprechende Süße sucht. Das gilt auch – oder sogar vor al-lem – für scheinbar harmlose Getränke wie industriellen Eistee. Dabei geht das mit dem Wasserkocher „ruck zuck", wenn im Sommer der Durst steigt. Zu gerin-ge Flüssigkeitsmengen sind ebenfalls ein Wegbereiter des Übergewichts.

Kinder sollten von zuckerhaltigen Limonadengetränken weitgehend ferngehalten werden – auch nor-malgewichtige. Die richtigen Ge-tränke sind Wasser und selbstge-machte Tees – im Sommer eben gekühlt, aber nicht eiskalt.

Es wird vielleicht einige Zeit dau-ern, bis man sich an das „Kochen in Eigenkontrolle" gewöhnt hat. Es kann – je nach Kochkenntnis-sen – sein, dass am Beginn ein wenig Planungsarbeit nötig ist. Es muss ja früher übliches Wissen neu belebt werden, denn wann immer das möglich ist, sollte man zu saisonalen Gemüsen vom Bau-ernmarkt oder aus dem Garten greifen.

Was gar nicht funktioniert, sind alle Formen der Einseitigkeit in der Ernährung und Diäten. Dann lieber von allem einfach die Hälfte und einmal pro Woche bewusst „über die Stränge hauen".

Unterforderung

Häufig wird von der Überforderung von Kindern gesprochen, dennoch gibt es auch das Gegenteil. Es handelt sich um eine Problematik, mit der hochbegabte Kinder zu kämpfen haben, denen die verlangten Standards bestenfalls ein Gähnen entlockt.

Eine schwierige Situation, denn die Reaktion auf Unterforderung führt oft zu dem Trugschluss, hier wäre ein schwer erziehbarer Nachwuchsterrorist unterwegs.

Hochbegabte Kinder haben häufig zwei Probleme: mit ihren Eltern und/oder mit ihren Pädagogen. Sie erleben auch schon im Kindergarten, besonders stark in den letzten beiden Kindergartenjahren, immer wieder erstens Unverständnis und zweitens Unterforderung.

Unterforderung bedeutet, dass die intellektuellen Bedürfnisse und Ansprüche des hochbegabten Kindes vernachlässigt werden.

Unverständnis bedeutet, dass die Eigenart des Kindes, die in starkem Maße durch seine Hochbegabung geprägt ist, nicht gesehen, nicht respektiert und erst recht nicht verstanden wird.

Wenn eins dieser Probleme, oder sogar alle beide, über längere Zeit anhalten, führen Dauer-Unverständnis und Dauer-Unterforderung durch die Umwelt zu einer Dauer-Frustration, die – je nach der Persönlichkeit des Kindes – mit folgenden Gefühlen verbunden sein kann:

- Verwirrung,
- Verstörung,
- Langeweile,
- innere Leere,
- Schuldgefühl,
- Traurigkeit,
- Enttäuschung,
- Ärger,
- Wut.

Menschen jeden Alters versuchen, Situationen zu entkommen, die dauerhaft solche Gefühle erzeugen. Sie wagen die Trennung vom Partner, die Flucht aus dem Elternhaus, die Vermeidung des Altersheims, das Schwänzen des Schulunterrichts, die Suche nach einer passenderen Arbeitsstelle.

Aus einem aktiven und meist frohen Kind wird ein unzufriedenes, sich selbst und seine Umwelt belastendes Kind. Wenn kein Ausweg möglich ist, erzeugen diese Gefühle unweigerlich entweder eine aggressive oder eine depressive Verstimmung. Werden diese Warnzeichen nicht beachtet, kann sich die Verstimmung im Schulalter verfestigen und in allgemein aggressives Verhalten oder in eine manifeste, krankhafte Depression münden.

Je nach der Persönlichkeit des Kindes – und je nach der Beschaffenheit seiner sozialen Umwelt – können die oben beschriebenen Gefühle und Verstimmungen zu folgenden Verhaltensweisen führen:

- **Aggressive Verstimmtheit:** stören, kaspern, Clownerie, zerstören, schlagen, schreien, heulen, zanken, andere ärgern, angreifen, trotzen, verweigern, wüten.

- **Depressive Verstimmtheit:** Rückzug, still werden, Inaktivität, kaum bemerkt werden, Selbstisolation, übertriebene Hilfsbereitschaft, Müdigkeit, Mattigkeit, somatisieren (Bauch-, Kopfschmerzen), Auto-Aggression, trauern, häufiges Weinen, Zurückweichen vor anderen und vor Aufgaben.

Manche Kinder schwanken zwischen beiden Verstimmungsarten und den daraus resultierenden problematischen Verhaltensweisen hin und her, andere Kinder verhalten sich in der Familie aggressiv, in der Schule depressiv – oder umgekehrt.

Behandlungsprinzipien

Zunächst erkennen, ob tatsächlich eine Hochbegabung vorliegt. Folgende Fragen helfen dabei:

- Ist das Kind gegenüber Gleichaltrigen weit entwickelt?
- Ist es schon lange vor seinem ersten Geburtstag gelaufen, hat es mit zwei Jahren bereits viel gesprochen oder zeigt es ungewöhnliche Fähigkeiten?
- Hat das Kind einen außergewöhnlich großen Wortschatz für sein Alter?
- Kann es Sachverhalte sehr genau und detailliert schildern?
- Ist das Kind sehr wissbegierig, stellt es viele Fragen, die teilweise fast philosophisch sind?
- Braucht das Kind ständige Beschäftigung, weil es sich schnell langweilt? Erledigt es Aufgaben schnell?

- Setzt das Kind an sich selbst sehr hohe Maßstäbe an, möchte es mehr können? Bekommt es Wutanfälle, wenn ihm Dinge nicht gelingen? Ist es ungeduldig mit sich selbst?
- Liest das Kind viel, häufig auch Bücher für ältere?
- Schläft das Kind vielleicht weniger als andere, hat es ein starkes Durchhaltevermögen und wird es oft als anstrengend empfunden?
- Hat das Kind eine sehr genaue Beobachtungsgabe?
- Ist das Kind in Gruppen vielleicht sehr dominant, weil es alles besser weiß und schneller macht? Übernimmt es entweder die Führungsposition oder wird es als Außenseiter ausgegrenzt?
- Wirkt das Kind oft wie ein kleiner Erwachsener?
- Macht das Kind manchmal absichtlich Fehler, um gegenüber Gleichaltrigen „normal" zu erscheinen?
- Ist das Kind sensibel und manchmal sehr lärmempfindlich?
- Zieht das Kind es vor, mit Älteren zu spielen, denen es sich geistig nicht überlegen fühlt?
- Ist das Kind sehr interessiert an allem, was um es herum vorgeht?
- Wurde von Freunden und Bekannten schon öfter angemerkt, dass das Kind Außergewöhnliches geleistet hat?

Bei 2/3 Ja-Antworten könnte eine Hochbegabung vorliegen.

Hochbegabte Kinder im Kindergartenalter empfinden und erkennen meist selbst das Problematische an ihrem Verhalten. Deshalb hilft es oft wenig, sie immer wieder auf die Destruktivität ihres Verhaltens hinzuweisen; meistens sind sie sich darüber im Klaren.

Ohne Hilfe können sie aber nicht aus der frustrierenden Gesamtsituation herauskommen und deshalb wird auch das entsprechende Verhalten immer wieder auftauchen.

Ähnliches gilt auch für größere Kinder.

Wesentlich ist es, gezielt nach den individuellen Fähigkeiten zu fördern, aber auch vom Kind einfordern, dass die Begabung es nicht für den Rest der Welt zum Maß aller Dinge macht. Für diese ist es schwer, dem Leben mit Demut und anderen mit Respekt zu begegnen.

Ggf. benötigen sie andere Schulen als gemeinhin angeboten werden.

Letztlich sind sie für die Welt eine Bereicherung, wenn ihre Umgebung und sie selbst erlernt haben, damit umzugehen.

Unterkühlung

Die normale Körpertemperatur liegt bei etwa 36,5°C, jedenfalls aber im Bereich zwischen 35,8 und 37,2°C. Von Unterkühlung spricht man bei einem Absinken auf 35°C oder noch weniger.

Als Ursachen kommen im Alltag unzureichend warme Kleidung oder feuchte Kleidung in Frage. Das ist vor allem bei Babys ein Thema, denn sie können noch nicht „vor Kälte zittern" – also durch unwillkürliche Muskelkontraktionen selbst Wärme produzieren – und verfügen insgesamt nicht über die Möglichkeiten der aktiven Köperbewegung.

Feuchte Kleidung kann dabei nicht nur im Sinne von regennasser Kleidung eine Rolle spielen, sondern auch nach starkem Schwitzen im Rahmen von Infektionskrankheiten. Zugluft verstärkt den Effekt.

Kühle Gewässer sind ebenfalls ein Thema. Einerseits der Sturz etwa in einen Gebirgsbach oder jede Art von Gewässer im Winter. Da können Wassertemperaturen knapp über dem Gefrierpunkt auftreten. Aber selbst an heißen Sommertagen sind zu lange Aufenthalte der kleinen „Wasserratten" in Pool, Teich oder Badesee eine mögliche Unterkühlungsursache.

Naheliegend, dass natürlich alle Unfälle in Schnee oder bei niedrigen Außentemperaturen ebenfalls zu Unterkühlung führen können.

Die Anzeichen der Unterkühlung unterteilen sich ein drei Phasen: Erregung, Erschöpfung, Lähmung.

Das heißt, zunächst ist das betroffene Kind eher übererregt. Die Körperkerntemperatur liegt bei 32° bis 35°C. Der Körper wehrt sich noch aktiv gegen das Auskühlen, etwa durch Kältezittern. Dem entspricht auch der „Schüttelfrost", wenn durch einen raschen Fieberanstieg ein Missverhältnis zwischen der Kerntemperatur und der relativ geringen Temperatur an der Körperoberfläche entsteht.

Der Körper versucht gleichzeitig, die Wärmeabgabe zu stoppen, indem er die Durchblutung der Körperoberfläche zurücknimmt. Das zeigt sich in Hautblässe, Blässe an Händen und Füßen oder bläulichen Lippen. Das Bewusstsein ist nicht getrübt, Atmung und Herzschlag sind beschleunigt.

Sinkt die Körpertemperatur weiter in den Bereich 30° bis 32°C, dann kommt es zur Erschöpfungsphase. Die Oberflächendurchblutung ist so weit reduziert, dass die gesamte Haut stark zyanotisch (blaugrau) wird. Der Körper fährt ein Notprogramm, das darin besteht, vor allem die ausreichende Versorgung der lebenswichtigen Organe Herz, Lunge, Hirn, Nieren zu gewährleisten. Das Kind ist teilnahmslos. Es besteht die akute Gefahr des Bewusstseinsverlustes.

Unter 30°C Kerntemperatur gibt der Körper gleichsam auf. Atmung, Puls und Blutdruck sinken auf ein Minimum. Wenn die Muskelstarre eintritt, spricht man vom Lähmungsstadium. Höchste Lebensgefahr!

Behandlungsprinzipien

Es ist wichtig, das Unterkühlungsstadium richtig einzuschätzen, da man sonst fatale Fehler machen kann. Daher sind die Maßnahmen den einzelnen Phasen direkt zugeordnet:

- **Erregungsstadium**: Feuchte Kleidung entfernen und durch trockene ersetzen. Haut trocken reiben. Ggf. raus aus dem Pool, Teich oder See. In Decken einwickeln und gleichsam von außen erwärmen. Steht keine trockene Kleidung zur Verfügung, belässt man die feuchte und wärmt dennoch. Notfalls mit der eigenen Körperwärme. Meist werden diese Maßnahmen ausreichen, und es wird keine ärztliche Intervention notwendig sein. Die Kinder erholen sich rasch.

- **Erschöpfungsstadium**: Hier konzentriert sich der Körper bereits auf die lebenswichtigen Organe, und nur diese werden noch mit ausreichend warmem Blut versorgt. Das heißt, jenes Blut, das sich an der Oberfläche – daher auch in Armen und Beinen – befindet, wird in diesem „Notfallbetrieb" nicht mehr ausreichend erwärmt. Keinesfalls sollten in dieser Phase Arm- oder Beinbewegungen durchgeführt werden. Nicht einmal die Hände dürfen massiert werden! Das würde zu kaltes Blut in das Köperinnere fließen lassen und könnte einen akuten Schockzustand mit Scheintod hervorrufen. Daher sollte das Kind möglichst bewegungslos und starr gelagert werden. Decken und/oder Notfalldecke (in jeder Autoapotheke Standard) zur Erwärmung von außen. Kleine Schlucke stark gesüßten Tees zur Erwärmung von innen. Zucker dient hier als rasch verwertbarer Energieträger. Das Kind durch Reden möglichst bei Bewusstsein halten. Mehr kann man nicht tun – es ist prinzipiell ein Fall für den Notarzt.

- **Lähmungsstadium**: Sofort Notarzt! Höchste Lebensgefahr grundsätzlich und auch durch falsche Ersthilfemaßnahmen. Kind flach lagern, Decken ja, keinesfalls Bewegung oder Massieren. Keine weiteren Aufwärmversuche. Bei Bewusstlosigkeit Seitenlage. Wiederbelebungsmaßnahmen bei Kreislaufstillstand.

Vergiftung/Intoxikation

Vergiftungszentrale: +43 (0)1 406 43 43.

Die Ursachen für Vergiftungen können sehr vielfältig sein. Sie reichen von der Aufnahme giftiger Pilze oder Pflanzenteile, von interessanten bunten Medikamenten über das Trinken von Reinigungs- oder Lösungsmitteln bis hin zur Lebensmittelvergiftung.

Statistisch führt laut einer deutschen Studie die Altersgruppe bis zum 6. Lebensjahr mit 24 Vergiftungsfällen pro 1.000 Kindern, in der Gruppe der Sechs- bis Fünfzehnjährigen sinkt der Anteil auf 1,3/1.000 Kinder. 75 % der Vergiftungen verlaufen symptomlos, 18 % zeigen leichte, 2 % mittelschwere und nur 0,2 % schwere Verläufe.

Die häufigsten Verursacher sind Haushaltschemikalien, also Spülmittel, Entkalker, Rohrreiniger, Allzweckreiniger, Flüssigwaschmittel oder Sanitärreiniger. Besonders kritisch und gefährlich sind Industrieprodukte, die zumeist höher konzentriert oder besonders aggressiv und damit besonders gefährlich sind. 40 % der Unfälle sind auf Arzneimittel zurückzuführen. An dritter Stelle folgen giftige Pflanzen.

In Österreich werden laut Gesundheitsministerium jährlich rund 1.100 Kinder stationär wegen Vergiftungen aufgenommen – meist aber nur zur Beobachtung.

Das Problem liegt in der Vielzahl an Möglichkeiten und damit verbunden unterschiedlichsten Verläufen.

An eine Vergiftung sollte man immer dann denken, wenn es ohne jedes Vorzeichen zu ungewöhnlichem Verhalten kommt, wie etwa Müdigkeit, Apathie, Zittrigkeit, Erregung, unsicheres Gehen oder Bewusstseinstrübungen/Bewusstseinsverlust. Weitere Beschwerden können sein: Schwindelgefühle, Kopfschmerzen, starke Bauchschmerzen, Durchfall, Übelkeit und Erbrechen. Seltener treten Atemprobleme und lebensgefährlicher Schock auf.

Besonders bei kleinen Kindern sollte an die Möglichkeit einer Intoxikation gedacht werden, da sie noch nicht in der Lage sind, sich entsprechend auszudrü-

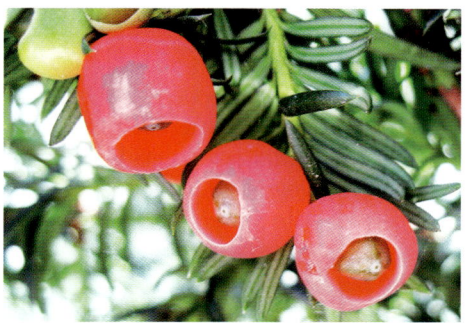

cken. Mögliche Hinweise auf die Einnahme einer giftigen Substanz können verfärbter Speichel sowie Spuren von Tabletten oder Giftpflanzen sein. Eine Vergiftung mit Alkohol oder chemischen Reinigungsmitteln lässt sich am Geruch des Atems erkennen.

Eine ausführliche Listung verschiedener Vergiftungsbilder findet sich unter www.gesundheit.gv.at.

Wichtig ist, keinesfalls überhastet zu reagieren, da erst die Kenntnis der Ursache die richtigen Maßnahmen ergibt. Es gibt Vergiftungen, bei denen man das Erbrechen keinesfalls einleiten soll (z.B. Lampenöl), bei anderen macht es wiederum Sinn. Wichtig ist es, möglichst rasch mit der Vergiftungszentrale in Kontakt zu treten (siehe Artikelanfang).

> Wie in kaum einem anderen Fall spielt die Prävention eine wesentliche Rolle – man sollte vergiftungssicher leben (nach www.gesundheit.gv.at).

- **Putzmittel:** Grundsätzlich unerreichbar für Kinder abstellen. Niemals chemische Stoffe in „andere" Flaschen einfüllen!! Schränke und Schubladen mit entsprechenden Sicherungen ausstatten.

- **Medikamente:** Immer unerreichbar für Kinder aufbewahren (versperrte Kästen). Medikamente niemals als „Zuckerl" oder „Fruchtsaft" bezeichnen. Medikamente für Kinder und Erwachsene getrennt aufbewahren.

- **Im Wohnbereich:** Keine Gegenstände wie Zigaretten, Feuerzeuge, Medikamente liegen lassen. Nur bekannte und unbedenkliche Pflanzen halten. Lampenöle und Duftöle haben in einem Haushalt mit Kindern nichts verloren. Kosmetika sind zugriffsicher aufzubewahren. Dünge- oder Pflanzenschutzmittel für Kinder unerreichbar lagern. Autoprodukte sollten in Garagen/Kellern versperrt lagern. Produkte wie Industriereiniger, Nitroverdünner, Lacke, Brennspiritus und Renoviermaterialien kindersicher aufbewahren!

Behandlungsprinzipien

Unabhängig von der individuellen Vergiftung sollte man das Kind durch Ansprache oder Berührung bei Bewusstsein halten. In der Folge die Anweisungen der Vergiftungszentrale befolgen.

141

Verletzung/Trauma

Sturzverletzungen und dergleichen sind bei Kindern an der Tagesordnung. Wesentlich ist, sofort abzuklären, ob eine spitalspflichtige Verletzung vorliegt und die Bewegungsfähigkeit aller Körperteile gegeben ist. Alle Stürze, bei denen es zu einem Bewusstseinsverlust gekommen oder bei denen das Kind nach dem Sturz verhaltensauffällig ist, gehören unbedingt einer genauesten ärztlich neurologischen Untersuchung unterzogen!

Bei fraglichen Kopfverletzungen, Verletzungen im Gesicht oder bei Verdacht auf Verletzung innerer Organe muss immer ein Spital aufgesucht werden.

Behandlungsprinzipien

Nach Stürzen kann man einen kleinen Sturz-Check (nach A. Schmelz) machen:

- Kind abtasten, um keine Verletzung zu übersehen,
- Kopf nach Beule bzw. Wunde abtasten,
- gegen die Schultern drücken,
- auf beide Schlüsselbeine drücken,
- Arme abtasten, beide Arme bewegen lassen,
- Brustkorb umfassen und etwas zusammendrücken,
- Beine abtasten und bewegen lassen,
- leicht in beide Großzehen zwicken, ob Gefühl vorhanden.

Falls es einmal etwas stärker bluten sollte, sollte man das betroffene Körperteil hoch lagern, heben etc. Blutende Wunden werden gereinigt. Dazu darf Wasser verwendet werden, da diese Wunden ja grundsätzlich nicht steril sind. Dann trägt man ein Desinfektionsmittel, wie etwa PVP-Jod, auf und deckt mit einer sterilen Kompresse ab. Noch besser sind Kolloidverbände, da die Wunde keinesfalls austrocknen sollte. Wunden heilen nicht „an der Luft" am besten, sondern im feuchten Milieu. Sofern eine Wunde nicht entzündet ist, muss nicht täglich der Verband gewechselt werden. Tägliches Desinfizieren mag wohlgemeint sein, hemmt aber die Wundheilung.

Es ist völlig nutzlos, offene Wunden mit irgendwelchen „Wundsalben" zu versorgen. Es kann sogar zu einer sogenannten Okklusion kommen, unter der sich Bakterien vermehren. Eine nicht infizierte Wunde heilt bei einem ansonsten gesunden Kind sehr rasch. Sie soll bestmöglich in Ruhe gelassen werden. Absolut nichts verloren haben auf Wunden „Hausmittel", welcher Art auch immer. Sie können sowohl zu Störungen der Wundheilung als auch Infektionen führen.

Achtung: Infektionszeichen sind verstärktes Nässen der Wunde, Rötung, Schwellung, Schmerz und beginnende Funktionseinschränkung. Dann muss ärztliche Hilfe aufgesucht werden, denn eine Infektion bedarf einer kompetenten Versorgung.

Wichtig ist in jedem Fall der Tetanusschutz, der gewährleistet sein muss, da es gegen diese hoch gefährliche Infektion keine Therapie gibt.

Das wichtigste Utensil bei stumpfen Verletzungen ist die Kaltkompresse (Coolpack). Sie sollte immer griffbereit im Tiefkühlschrank liegen. Man bekommt diese Kompressen heute schon bei Supermarktketten sehr günstig, und sie versehen ihren Dienst jahrelang. Die Grundregel in der Versorgung ist einfach. Akute Verletzungen bedürfen der Kühlung, chronische der Wärme. Kühlung führt zu rascher Abschwellung und vermindert damit den Spannungsschmerz. Übrigens: Auch Indianer fühlen Schmerzen! Lenken Sie Ihr Kind ab, wenn es Schmerzen hat, aber predigen sie nicht „Tapferkeit". Wenn es weh tut, tut es eben weh.

Bitte keine Experimente mit Tapeverbänden, wenn man das nicht ausdrücklich gelernt haben sollte. Akute Verstauchungen schwellen an und Tapes erzeugen Gegendruck und damit Schmerzen. Sie gehören in die Hand von Fachleuten.

Hilfreich sind kühlende Gels aus der Apotheke.

Bei Verbrennungen und Verbrühungen ist Kühlung das Gebot der Stunde. Auch hier keinesfalls „Hausmittel". Kaltes Wasser, Kühlkompresse und bei Blasenbildung der Weg zum Arzt sind die wichtigen Verhaltensweisen.

Kühlende Umschläge sind erlaubt und sinnvoll.

Verminderte Nahrungsverwertung/ Gedeihstörung

Dabei handelt es sich weniger um ein Krankheitsbild als um das Symptom einer zugrundeliegenden Störung, bei der das Aufschließen der Nahrung oder die Resorption (Aufnahme) von Nahrungsbestandteilen vermindert oder gestört ist. Die Ursachen können vielfältig sein. Daher stellt die nachfolgende Liste keinen Anspruch auf Vollständigkeit:

- Morbus Crohn – entzündliche Darmerkrankung.
- ⊃ Zöliakie.

- Exokrine Pankreasinsuffizienz – Erkrankung der Bauchspeicheldrüse mit ungenügender Produktion von Verdauungsenzymen.
- Schilddrüsenüberfunktion.
- Glukose-Galaktose-Resorptionsstörung: Sie zeigt sich in der Regel bereits in den ersten Lebenswochen. Typische Symptome sind schwere Durchfälle mit lebensbedrohlicher Dehydrierung, Instabilität des Säuregehalts im Blut und im Gewebe (Azidose), Magenkrämpfe, Blähungen, Erbrechen sowie Gewichtsverlust, wenn gestillt oder übliche Säuglingsnahrung gefüttert wird. Babynahrung mit Fruktose und ohne Glukose oder Galaktose wird jedoch vertragen. Mit dem Älterwerden vertragen die betroffenen Kinder Glukose und Galaktose häufig besser.
- Galaktosämie ist eine genetisch vererbte Erkrankung. Das Enzym Galactose-1-Phosphate-Uridyltransferase (GALT) ist fehlerhaft. Dies zeigt sich bereits bei Neugeborenen. Die Symptome werden durch die Aufnahme von Laktose (Milchzucker) ausgelöst: schlechtes Essen, langsames Wachstum, Erbrechen, Gelbsucht, Leberschäden, erhöhte Blutungsgefahr, Anämie, Nierenerkrankungen, grauer Star und Hirnschäden. Langfristige Folgen betreffen das Gehirn (verspätetes Sprechenlernen, Sprachstörungen, Lernschwierigkeiten) sowie bei Erwachsenen die Eierstöcke (Unterentwicklung).
- ⮑ Nahrungsmittelunverträglichkeit.
- Lang dauernde Durchfallerkrankung – siehe ⮑ Durchfall.

Verstopfung (Obstipation)

Siehe auch ⮑ Angst vor Darmentleerung.

Als Verstopfung (medizinisch Obstipation) bezeichnet man eine funktionelle Darmstörung, bei der der Stuhl nicht vollständig oder nur verzögert abgegeben wird.

Grundsätzlich gibt es keine feste Regel, wie oft Kinder Stuhlgang haben sollten, je jünger die Kinder, umso größer ist die Bandbreite. Der Grenzwert liegt etwa bei einem Stuhlgang pro drei bis fünf Tagen, der Durchschnitt liegt bei 1 bis 2 pro Tag. Entscheidend ist dabei die Beschwerdefreiheit. Wenn aber bei der Stuhlentleerung Schmerzen, Bauchweh oder Blähungen auftreten oder weniger als zwei Stuhlgänge pro Woche festgestellt werden, ist die Bezeichnung Verstopfung angebracht.

Eine Verstopfung bei Kindergarten- und Schulkindern bleibt oft über längere Zeit unbemerkt. Denn von dem Moment an, wo Kinder selbständig zur Toilette gehen, entzieht sich der Stuhlgang gleichsam der Kontrolle der Eltern.

Folgende Anzeichen sprechen für eine Obstipation:

- weniger als 2 × in der Woche Stuhlgang,
- harter Stuhl,
- Bauchschmerzen und aufgeblähter Bauch,
- Schmerzen beim Stuhlgang,
- kleine Risse – sogenannte Fissuren – am After, die beim Stuhlgang schmerzen und sich entzünden können.

Die Hintergründe für eine Obstipation können sehr vielfältig sein. Zunächst können sie aus dem Bereich einer Verhaltensstörung kommen, aufgrund derer das Kind vorsätzlich den Stuhl verhält, was zur Stuhlverhärtung und in der Folge zur Verstopfung führt. Das kann mit Angst vor dem Alleinsein in der Toilette, dem „schwarzen" Loch, inneren Konflikten mit Loslassängsten und Ähnlichem zusammenhängen.

Bereits bestehende Analfissuren, die den Stuhlgang schmerzhaft machen, führen ebenfalls zu Stuhlverhalten. Auf Seiten der Ernährung kann ein Mangel an Flüssigkeit und Ballaststoffen zugrunde liegen. Nicht zuletzt kann Bewegungsmangel die Ursache sein. Der früher sehr populäre „Verdauungsspaziergang" hatte den Sinn, nach dem Essen die Darmbewegung anzukurbeln.

Letztlich kann jede Veränderung des Tagesablaufs, der Lebensgewohnheiten, der Lebensumstände wirksam werden oder eine andere Art von Stress.

Bei wiederholter oder behandlungsresistenter Verstopfung ist eine Abklärung eventueller organischer Ursachen erforderlich.

Behandlungsprinzipien

- ausreichend Ballaststoffe und Flüssigkeit,
- ausreichend Bewegung,
- entspannter Umgang mit dem Stuhlgang,
- phytotherapeutische Möglichkeiten bei Obstipation.

145

Vitaminmangel

Überblick über die Vitamine

Quelle: Österreichische Gesellschaft für Ernährung, Empfehlungen der Deutschen Gesellschaft für Ernährung aus Koletzko B. (Hrsg.) (2007) Kinderheilkunde und Jugendmedizin

Vitamin \ Alter	0–<4 Monate	4–<12 Monate	1–<4 Jahre	4–<7 Jahre	7–<10 Jahre	10–<13 Jahre	13–<15 Jahre	15–<19 Jahre
Eisen (mg/Tag) ♂/♀	0,5	8	8	8	10	12/15	12/15	12/15
Jod (mg/Tag)	40	80	100	120	140	180	200	200
Zink (mg/Tag) ♂/♀	1	2	3	5	7	9/7	9,5/7	10/7
Vitamin A (mg Retinoläquivalent/Tag) ♂/♀	0,5	0,6	0,6	0,7	0,8	0,9	1,1/1,0	1,1/0,9
Vitamin D (mg/Tag)	10	10	5	5	5	5	5	5
Vitamin K (mg/Tag) ♂/♀	4	10	15	20	30	40	50	70/60
Thiamin (mg/Tag) ♂/♀	0,2	0,4	0,6	0,8	1,0	1,2/1,0	1,4/1,1	1,3/1,0
Riboflavin (mg/Tag) ♂/♀	0,3	0,4	0,7	0,9	1,1	1,4/1,2	1,6/1,3	1,5/1,2
Niacin (mg Niacinäquivalent/Tag) ♂/♀	2	5	7	10	12	15/13	18/15	17/13
Vitamin B_6 (mg/Tag)	0,4	0,8	1,0	1,5	1,8	2,0	3,0	3,0
Folat (mg Folatäquivalent/Tag)	60	80	200	300	300	400	400	400
Vitamin B_{12} (mg/Tag)	0,4	0,8	1,0	1,5	1,8	2,0	3,0	3,0
Vitamin C (mg/Tag)	50	55	60	70	80	90	100	100

Vitaminmangelzustände sind in unseren Breiten extrem selten und treten nur unter bestimmten Bedingungen mit Krankheitshintergrund auf. Sollte der Verdacht eines konkreten Mangels auftreten, ist dieser exakt auszutesten und gezielt zu behandeln. Die „vorbeugende" Gabe von Vitaminen oder gar Kombinationspräparaten ist völlig sinnlos.

Wachstum

Jedes Kind sollte zumindest einmal im Jahr möglichst exakt gemessen werden. Die Daten sollte ein Arzt dann auf einer Wachstumskurve, Mediziner sprechen von Perzentilenkurve, eintragen. Das Gleiche gilt für das Gewicht. Im Rahmen der Mutter-Kind-Pass-Untersuchungen sind bei jeder Kontrolle die Bestimmung der Körperlänge und des Körpergewichtes, im Säuglingsalter auch des Kopfumfanges, vorgesehen.

Aus den Wachstumskurven ist ablesbar, ob es dem Säugling, dem Klein- und Schulkind oder dem Jugendlichen global-gesundheitlich gut geht. Ungenügendes Wachstum und verzögerte körperliche Entwicklung können erste Zeichen einer chronischen Krankheit sein.

Man kann auch den Türstock als Messlatte benutzen. Das Kind muss dabei gerade an einer Wand oder einem Türrahmen stehen, die Fersen berühren den Boden. Ein Buch mit dem Buchrücken an der Wand langsam absenken, bis es oben den Kopf des Kindes berührt. Dann den unteren Rand des Buches an der Wand markieren und messen oder die Messmarkierung mit Datum versehen.

Normal sind fünf bis sechs Zentimeter Wachstum pro Jahr, wobei beträchtliche Unterschiede in Abhängigkeit vom Alter zu finden sind: Die Zeiten nach der Geburt und während der Pubertät sind von deutlich stärkerem Wachstum geprägt. Der Wachstumsschub der Pubertät setzt übrigens nicht bei allen Kindern im gleichen Alter ein.

So gibt es Frühentwickler und Spätentwickler. Ein Spätentwickler kann lange einer der Kleinsten sein, spät in die Pubertät eintreten und schließlich an den anderen „vorbeischießen."

Bestimmung des Wachstums

Die Körpergröße wird in einem gewissen Rahmen vererbt. Mit einer einfachen Formel, die auch dem geschlechtsspezifischen Größenunterschied Rechnung trägt, kann man aus den Elterngrößen die sogenannte „genetische Zielgröße" für das Kind nach folgender Formel berechnen:

Ziel = (Größe Vater + Größe Mutter)/2	– 6,5 cm für Mädchen + 6,5 cm für Knaben

Wird die Zielgröße auf der Wachstumskurve eingetragen, so sieht man unter Beachtung der aktuellen Perzentilenposition auf einen Blick, ob das Kind in diesem Zielgrößenbereich liegt. In den meisten Fällen ergibt die Formel eine sehr gute Arbeitsgrundlage, bei sehr unterschiedlichen Eltern- oder Großelterngrößen kann sie aber auch etwas irreleiten, wenn das Wachstumsmuster des Kindes eher der „kleinen (Groß-)Mutter" oder dem „großen (Groß-)Vater" folgt.

Gehört es zu den drei Prozent der größten Kinder, so spricht man von Großwuchs, zählt es zu den drei Prozent der kleinsten Kinder, so liegt Kleinwuchs vor. Wichtig ist, dass das Kind zwischen zwei und etwa zwölf Jahren auf der Kurve im gleichen Wachstumskanal bleibt. Das bedeutet, wenn es ursprünglich zu den mittelgroßen Kindern gehört, dann aber, noch vor der Pubertät, immer weiter abfällt, weist das auf ein Problem hin.

Über die bei jedem Menschen zum Tragen kommenden vererbten Einflüsse hinaus gibt es aber auch eine Reihe von genetischen Störungen, beispielsweise Veränderungen der Chromosomenanzahl, die mit Veränderungen des Wachstums einhergehen. Um eine Abweichung des Wachstums von der Norm festzustellen, werden folgende Parameter bestimmt:

- Körpergröße und -gewicht im Vergleich zur Referenzkurve der Normalbevölkerung,
- genetischer Zielgrößenbereich,
- Körperproportionen,
- Wachstumsgeschwindigkeit im Vergleich zur Referenzkurve der Normalbevölkerung,
- Skelettalter.

Da Wachstum ein dynamischer Prozess ist, sind zumindest zwei Messungen im Abstand von sechs Monaten nötig, um die Wachstumsrate exakt beurteilen zu können. Aus einer Röntgenaufnahme der Hand kann auf Basis des Skelettalters eine individuelle Endlängenprognose errechnet und können diese Werte mit der genetischen Zielgröße verglichen werden.

Tatsächliche oder vermutete Wachstumsstörungen bei Kindern und Jugendlichen führen oft zu einer großen Verunsicherung bei Eltern und Kindern, Kleinwuchs weit mehr als Großwuchs. Kleinwuchs und Untergewicht bei Geburt und ohne in den ersten Lebensjahren folgendes Aufholwachstum (bezeichnet als Small for Gestational Age, SGA) kann langfristige gesundheitliche Konsequenzen haben. Mögliche Folgen sind eine verzögerte neuromotorische und kognitive Entwicklung sowie ein erhöhtes kardiovaskuläres Risiko im Erwachsenenalter. Neben der Behandlung der physischen Komponente ist es wichtig, Kinder mit Kleinwuchs auch psychisch auf das Erwachsenwerden vorzubereiten. Die Früherkennung behandelbarer Formen des Kleinwuchses und die adäquate Therapie sind daher wichtige medizinische Aufgaben. Die Abklärung einer möglichen Wachstumsstörung sollte idealerweise zwischen dem 4. und 5. Lebensjahr erfolgen.

Hinter echten Wachstumsstörungen können chronische Erkrankungen stecken wie Nierenstörungen oder Darmkrankheiten, etwa die Zöliakie, bei der der Getreideinhaltsstoff Gluten nicht vertragen wird. Es kann sich um eine Hormonstörung handeln, etwa eine Unterfunktion der Schilddrüse oder wenn die Hirnanhangdrüse zu wenig Wachstumshormon ausschüttet. Zudem gibt es genetische Störungen wie das Turner-Syndrom. Betroffen sind nur Frauen. Bei ihnen fehlt ein funktionsfähiges X-Chromosom. Wird das nicht behandelt, werden sie nur etwa 1,45 Meter groß. Durch frühzeitige Therapie können sie aber als Erwachsene ein vollkommen normales Leben führen. Es ist ihnen nur nicht möglich, eigene Kinder zu bekommen.

Weiters können Kortikoide, die zur Asthma-Therapie eingesetzt werden, in hohen Dosen das Wachstum bremsen. Deshalb muss der Arzt bei Heranwachsenden unbedingt darauf achten, die niedrigste noch wirksame Dosis einzusetzen und während asthmafreier Jahreszeiten das Präparat abzusetzen.

Ein Wachstumshormon wird nur eingesetzt, wenn eine Wachstumsstörung vorliegt, deren Ursache ein nachgewiesener Mangel an Wachstumshormon ist. Zur Therapie muss dann über Jahre der Mangel durch eine allabendliche Gabe eines entsprechenden Präparats ausgeglichen werden. Eine Therapie mit Wachstumshormon ist extrem teuer, wird aber bei korrekter Diagnose von der Krankenkasse übernommen, da der Nutzen der Therapie die Kosten insgesamt deutlich übersteigt.

Ob Kinder normal heranwachsen, können Eltern mit Hilfe der kostenlosen Smartphone-App „Child-Growth" des Pädiatrisch-Endokrinologischen Zentrums Zürich (PEZZ) überprüfen. Für das iPhone bekommt man die App im App-Store, für Android-Handys im Android-Market (Google Play). Einfach herunterladen, installieren und Personendaten und Körpergrößenwerte eingeben. Mithilfe der Normkurven lässt sich leicht erkennen, ob das Kind im grünen Bereich liegt und ob seine Gewichtszunahme stimmt.

Wachstumsschmerz

Der Begriff Wachstumsschmerzen ist eigentlich falsch, da das Wachsen an sich nicht weh tut. Was schmerzt, sind die Gelenke, Muskeln und Gliedmaßen. Rund 30 Prozent aller Vorschul- und Schulkinder leiden laut Schätzungen an sogenannten Wachstumsschmerzen. Betroffen sind Kinder in den beiden starken Wachstumsphasen, also zwischen dem 2. und bis 16. Lebensjahr. Die Schmerzen treten episodenartig, oft zwei- bis dreimal im Jahr während einiger Wochen auf. Vor allem zur abendlichen Bettgehzeit oder auch mitten in der Nacht setzen die Schmerzen plötzlich ein, teilweise so heftig, dass das Kind auch aufwacht. Sie dauern normalerweise aber nicht lange.

Die Schmerzen treten in den Muskeln und Gliedmaßen auf, meistens in den Beinen, aber auch in den Knien, Füßen, Armen, Waden und Schienbeinen. Besonders während der Ruhephase, deshalb am häufigsten abends und nachts, häufig nach ausgiebiger Bewegung am Tag. Ab und zu sind akute Muskelkrämpfe möglich. Körperliche Belastung an sich wird aber beschwerdefrei erlebt. Der Schmerz

ist nicht exakt lokalisierbar, wird in die Tiefe der Ober- oder Unterschenkel projiziert. Hauptsächlich sind die langen Röhrenknochen (Unter- oder Oberschenkel), seltener die Gelenke betroffen. Der Schmerz wandert oder wechselt die Seiten. Die Dauer ist sehr unterschiedlich, zwischen wenigen Minuten und einer Stunde. Am nächsten Morgen ist das Kind wieder beschwerdefrei.

Die Ursache ist bis heute nicht bekannt. Möglicherweise ist eine Dehnung von Sehnen und Bändern der Auslöser. Sie sind überfordert, wenn die Knochen mit immerhin bis zu 0,2 Millimeter pro Tag wachsen. Eine andere Erklärung könnte in einer Überlastung der noch nicht voll entwickelten Muskulatur liegen beziehungsweise in einer Kombination aus Wachsen und Überlastung.

Wichtig ist es, gefährliche Krankheiten des Skelettsystems, wie beispielsweise Knochenentzündungen, rheumatische Erkrankungen oder gar Knochenkrebs, auszuschließen. Das heißt, dass zuerst andere ernste Ursachen für die Schmerzen ausgeschlossen werden müssen. Dauern die Beschwerden mehr als zwei Wochen an, sollte ärztlicher Rat eingeholt werden. Auch wenn der Schmerz nur an einer Stelle verbleibt und nicht „wandert" oder das Kind dauerhaft ein Bein nicht belasten kann oder sichtbare schmerzhafte Veränderungen wie Schwellungen und Rötungen zu sehen sind.

Behandlungsprinzipien

Wenn sich die Schmerzen als harmlose Wachstumsschmerzen herausgestellt haben, kann man den Schmerz nur lindern. Eine Wärmflasche auf der schmerzenden Stelle, eine Massage, beruhigende Zuwendung oder ein warmes Bad kann helfen und beruhigend wirken. Das Gleiche gilt für Johanniskrautöl.

Wespenstich ➲ Insektenstich

Windeldermatitis

Grundsätzlich ist das der Überbegriff für eine Hautreizung im Windelbereich, die verschiedene Ursachen haben kann.

Die Grundsituation ist einfach erklärt. Durch das Tragen der Windel entstehen durch den relativen Luftabschluss Feuchtigkeit und Wärme, oft verbunden mit einem Scheuereffekt. Ist die Haut erst einmal gereizt, haben Pilze und Bakterien ein leichteres Spiel, vermehren sich rasch und können die Situation verkomplizieren.

Beispiele für Auslöser:

■ Stuhl und Urin reizen die Haut. Je länger eine nasse Windel am Körper getragen wird, umso größer ist dieser Effekt. Daher stellt auch Durchfall ein großes Problem dar, weil dünnflüssiger Stuhl die Haut viel aggressiver angreift.

■ Bestimmte Hautleiden wie Milchschorf oder eine ➲ Neurodermitis können die Situation verschlimmern.

■ Nicht zuletzt können kosmetische oder Pflegeprodukte, die nicht für die Babyhaut geeignet sind, Mitverursacher sein

Charakteristisch ist zunächst die Beschränkung der Beschwerden auf jenen Bereich, der durch die Windel abgedeckt wird. Erst bei sehr massiver Ausprägung verlässt die Windeldermatitis dieses Areal und breitet sich weiter aus.

Eine Windeldermatitis beginnt mit Rötung im Bereich der Haut, die von der Windel bedeckt ist. Das Kind ist unruhig und misslaunig, schläft schlecht, da der Po weh tut und juckt.

In der Folge kommt es zu Bläschenbildung, Pusteln, schuppigem Ausschlag, Krusten und ggf. sogar offenen Stellen.

Behandlungsprinzipien

Wird die Windeldermatitis frühzeitig erkannt, heilt sie meist rasch ab. Manche Kinder haben dazu aber eine Neigung, und dann sollte man die Art der Windel überdenken. Besonders fördernd für das Wundsein von Babys sind Windeln, die „perfekt abdichten" und womöglich noch parfümiert sind. Dies sind oft Windeln, für die in den Medien stark geworben wird, weil das Baby damit ohne Windelwechseln lange „trocken" bleibt. Insofern ist eine günstigere Windel mit weniger „perfekten" Eigenschaften – das heißt weniger Abdichtung – möglicherweise sogar besser. Bei extremer Empfindlichkeit ist die Baumwollwindel ebenfalls eine Alternative. Wichtig ist in jedem Fall, so rasch wie möglich nach dem „Geschäft" die Windel zu wechseln.

Wichtig ist saubere, trockene Haut. Harn und Kotreste müssen gewissenhaft entfernt werden. Die Waschlösung kann man mit Kamillenextrakt anreichern. Abgetrocknet wird die Haut durch zartes Tupfen. Wenn möglich, folgt darauf „Lufttrocknung" der Haut.

Die Haut lässt sich durch Cremes mit Zink oder Lebertran schützen.

Ist es zu einer Infektion mit Pilzen wie Candida oder Bakterien gekommen, ist ärztlicher Rat erforderlich. Hier ist ausreichend lange zu behandeln, sonst kehrt die Infektion nicht nur wieder, sondern es werden damit auch Resistenzen gefördert.

Windpocken ➲ Feuchtblattern

Zeckenbiss ➲ Insektenstich

Zinkmangel

Wird dem Körper nicht genügend Zink mit der Nahrung zugeführt, um seinen Bedarf an Zink zu decken, entsteht ein Zinkmangel. Aufgrund von falschen Ernährungsgewohnheiten ist der Zinkmangel auch in Industrieländern nicht selten. Er kann insbesondere bei Kindern und Jugendlichen auftreten, die für das Wachstum besonders viel Zink benötigen.

Ursachen für einen Zinkmangel können eine Mangelversorgung, die mangelhafte Aufnahme von Zink aus der Nahrung in den Körper und/oder ein erhöhter Zinkbedarf des Körpers sein.

Eine Mangelversorgung kann entweder durch Unterernährung oder Fehlernährung entstehen. Bei Unterernährung besteht ein Mangel aller Nährstoffe. Bei Fehlernährung ist das gesamte Nahrungsangebot grundsätzlich ausreichend, aber durch falsche Zusammensetzung der Nahrung mit einem zu geringen Anteil an Spurenelementen wird dem Körper trotzdem zu wenig Zink zugeführt.

Bei der mangelhaften Aufnahme von Zink aus der Nahrung erhält der Körper eigentlich genügend Zink mit der Nahrung. Wegen unterschiedlichen Krankheiten des Magen-Darm-Trakts kann der Körper aber aus der Nahrung nicht genügend aufnehmen. Es entsteht somit ein Zinkmangel, der von einem Mangel weiterer Nährstoffe begleitet sein kann.

Verschiedene Umstände können zudem den Zinkbedarf des Körpers erhöhen. Dazu gehören Schwangerschaft, Stillen, Wachstum bei Kindern und Jugendlichen, Sport, gewisse Krankheiten und bestimmte Medikamente.

Ein Mangel an Zink zeigt sich mit allgemeinen Beschwerden wie Appetitlosigkeit, Gewichtsverlust, Nachtblindheit, Müdigkeit, Antriebsmangel, Konzentrationsstörungen, Lernschwäche, Vergesslichkeit, Gedächtnislücken, Depressionen und Reizbarkeit. An Haut, Haaren und Nägeln fallen bei einem Zinkmangel ein Ausdünnen der Haare bis zum Haarausfall, brüchige Nägel mit weißen Flecken, Akne, eine verzögerte Wundheilung und vermehrtes Auftreten von Hauterkrankungen auf.

Das Abwehrsystem des Körpers ist geschwächt, sodass Betroffene häufiger an Infektionen leiden. Das Geruchs- und Geschmacksempfinden kann beeinträchtigt sein. Bei Kindern und Jugendlichen treten zudem Wachstumsverzögerungen und eine gestörte geschlechtstypische Entwicklung auf.

Behandlungsprinzipien

Im Falle einer Grunderkrankung ist diese abzuklären und nach einer genauen Analyse der Mangelsituation Zink entsprechend zu ersetzen.

Zöliakie
(Weizenunverträglichkeit, idiopathische
Sprue, glutensensitive Enteropathie)

Bei der Zöliakie handelt es sich um eine chronische Resorptionsstörung des Darms mit nachfolgender unzureichender Nahrungsaufnahme, die durch eine Unverträglichkeit von Gluten hervorgerufen wird. Gluten ist ein Sammelbegriff für ein Eiweißstoffgemisch, das in einigen Getreiden vorkommt. Gluten ist das Klebereiweiß, das bei Zugabe von Wasser den typischen elastischen Brotteig macht.

Die Häufigkeitsangaben für die Zöliakieerkrankung in Europa schwanken zwischen 1:100 bis 1:1.000. Der Grund dafür: In bis zu 90 % der Fälle verläuft die Erkrankung symptomarm und daher werden viele Patienten gar nicht diagnostiziert. Zudem ist die Zöliakie ein „Chamäleon": Sie verursacht ein buntes und von Person zu Person sehr unterschiedliches Krankheitsbild, von schweren klassischen Symptomen mit schwerer Gedeihstörung bis zu hin zu subtilen Wachstumsstörungen. In manchen Familien kommt Zöliakie gehäuft vor, aber auch Umweltfaktoren, wie z.B. der Zeitpunkt der Einführung von Beikost in Form von Getreidebrei, sollen einen Einfluss haben.

Grundsätzlich besteht eine Unverträglichkeit gegen den Getreidebestandteil Gluten. Im Blut der betroffenen Kinder finden sich spezifische Antikörper, die diagnoseweisend sein können.

Im Dünndarm kommt es zu einer sogenannten Zottenatrophie (über die Darmzotten werden die aufgeschlossenen Nahrungsbestandteile aufgenommen). Insgesamt hat der Dünndarm eines gesunden Erwachsenen eine Oberfläche von mehr als 400–500 Quadratmetern. Bei der Zöliakie werden die Dünndarmzotten aufgrund der Entzündung allerdings nach und nach kürzer sowie plumper und bilden sich schließlich zurück – sie atrophieren, verkümmern. In der Folge kann der Dünndarm nicht mehr ausreichend Nährstoffe aufnehmen und eine Gedeihstörung kann die Folge sein.

Das Beschwerdebild beim Säugling ist typisch: Müdigkeit, Appetitlosigkeit, Erbrechen, fettreiche, übel riechende, massige Stühle (unverdaute Nahrungsbestandteile wie Fette, Kohlenhydrate, Eiweiß), aufgetriebener (nach vorne gewölbt und ausladend) Bauch und Bauchschmerzen, fehlende Gewichtszunahme oder sogar Gewichtsabnahme mit Rückschritten oder Stillstand in der körperlichen Entwicklung, oft dünne, abgemagerte Beine und Arme, Minderwuchs, Wassereinlagerungen in den Geweben, Muskelschwäche, Anämie, Blässe, Verhaltensänderungen wie Weinerlichkeit.

Solange der Säugling ausschließlich gestillt wird, sind keine Auffälligkeiten zu beobachten. Probleme treten erst auf, wenn etwa ab dem fünften Lebensmonat gliadinhaltige Nahrung in Form von Vollkornbrei oder Weizengries zugefüttert wird.

Behandlungsprinzipien

Unabdinglich ist – nach erfolgter Diagnosestellung! – eine lebenslange Diät mit glutenfreier Nahrung. Die Patienten dürfen keine Nahrungsmittel zu sich nehmen, die Mehl aus Weizen, Roggen und Gerste enthalten.
Teilweise wird auch Hafer nicht vertragen. Dazu gehören Teig- und Backwaren, Süßigkeiten, kohlenhydrathaltige Wurstwaren sowie fertige Soßen, Suppen und zahlreiche andere Fertiggerichte. Gluten ist auch zahlreichen Medikamenten als Trägersubstanz zugesetzt.

Im nachfolgenden Teil unseres kleinen Ratgebers haben wir für Sie verschiedene Rezepte und Heilmethoden zusammengetragen, die anwenderfreundlich umsetzbar beschrieben werden.

Im einen oder anderen Fall werden Sie auch Erklärungen dazu finden, wie seitens der Wissenschaft die Wirkung erklärt wird.

Sämtliche Rezepturen beruhen auf entsprechend seriöser Sekundärliteratur und sind keine „Neukreationen".

Die angeführten Heilmittel sind mehrheitlich – so nicht anders angeführt – für Kinder ab dem zweiten Lebensjahr gedacht. Kleinere Kinder unterliegen speziellen Anforderungen. Daher finden sie gegebenenfalls darauf entsprechende Hinweise.

Rezepturen, die ursprünglich für Erwachsene entwickelt wurden, sind in der Dosierung entsprechend angepasst.

Natürlich erhebt diese Zusammenstellung keineswegs Anspruch auf Vollständigkeit, sondern entspricht unserer Auffassung in Richtung Umsetzbarkeit und Häufigkeit der Erkrankungen. Sicher lässt sie sich noch weiter ergänzen, was Ihnen natürlich freisteht. Eigenen Ergänzungen dienen die Leerseiten am Ende dieses Abschnittes.

Mögliche Maßnahmen

Wie geht man mit Teerezepturen um?

Die Rezeptur beginnt mit dem Kürzel „Rp." – es steht für „recipe" – „man nehme". Dann folgen meist verschiedene Ingredienzien. Diesen Teil muss man dem Apotheker mitbringen oder der Bezugsquelle mitteilen, damit die entsprechende Teemischung zubereitet werden kann.

Sofern nicht anders vermerkt, entspricht „eine Tasse" etwa 150 ml Wasser.

Beinwickel bei Fieber

Wasser ist der Träger thermischer Reize (Temperaturreize), die entweder kühlend (Kaltabwaschungen, Kaltwickel) oder wärmend (Schwitzen, Warmwickel, Inhalation) sein können.

Grundsätzlich ist Fieber nichts anderes als das Signal, dass im Körper eine Entzündung abläuft, gleichsam das Temperatursignal dafür, dass das Abwehrsystem auf vollen Touren arbeitet. Das heißt, Fieber ist etwas sehr Nützliches und Natürliches! In der Regel tritt es bei Erkältungen und anderen Infektionserkrankungen auf.

Hohes Fieber beginnt mit einer raschen Steigerung der Kerntemperatur im Körper. Da die Oberfläche nun gleichsam „zu kalt" ist, versucht sie, mit Muskelzittern nachzuheizen. Das sehen wir als „Schüttelfrost". Er ist untrügliches Signal dafür, dass ein intensiver Fieberschub zu erwarten ist.

Nicht alle Kinder reagieren gleich. Es gibt Fiebertypen, die relativ rasch hohes Fieber bekommen, aber auch solche, die eher kaum zu Fieber neigen. Die Ursache kennt man nicht. Babys etwa können recht rasch und hoch fiebern.

Interventionen zur Fiebersenkung werden erst ab 38,5 Grad Achseltemperatur bzw. 39,5 Grad Rektaltemperatur durchgeführt, um den Kreislauf des Kindes zu entlasten. Die überschüssige Wärme des Körpers soll durch Verdunstung über den Wadenwickel erfolgen und nicht durch die übertragene Wärme der warmen Waden auf die kühlen Wickel.

Essigwickel/Waden

Ein mehrfach gefaltetes Baumwoll- oder Leinentuch wird in nicht zu kaltes (keinesfalls „eisig kalt") Wasser getaucht, dem ein Schuss Essig hinzugefügt wurde, dann auswringen und gut anliegend um die Unterschenkel wickeln. Darauf achten, dass keine Falten entstehen und drücken.

Darüber ein trockenes Baumwoll-/Leinentuch, das den feuchten Wickel überlappt (einschließt).

Darüber evtl. ein Wolltuch, das aber nicht überlappen soll, damit auf der Haut direkt keine Wolle zu liegen kommt.

Nach ½ Std. Wickel abnehmen und Beine gut abfrottieren.

Topfenwickel/Waden

Hier wird statt des Essigwickels 1 cm kühler Magertopfen auf ein Baumwolltuch aufgebracht und aufgelegt. Alle anderen Schritte sind gleich wie beim Essigwickel.

Beruhigende Tees

Unruhe ist zunächst ein Zeichen von Unausgeglichenheit. Oft steckt Bewegungsmangel dahinter, da Kinder heute ihr Leben häufig in sitzender Haltung verbringen. Ungewöhnliche Erlebnisse oder Probleme in der Schule können der Motor für Unausgewogenheit sein, aber natürlich auch Konflikte innerhalb der Familie. Wichtigste Maßnahme ist das Angebot zum Gespräch, aber bitte als entspannte Einladung und nicht als: „Ich muss mit Dir sprechen!" Dabei muss man auch selbst entspannt sein, da sich die eigene Unruhe sonst sofort auf das Kind überträgt.

Eine weitere sehr häufige Ursache sind mangelnde Struktur und Regelmäßigkeit im Tagesablauf, die Kinder „außer Rand und Band" geraten lassen. Rechtzeitiges Aufstehen und Zubettgehen, regelmäßige Mahlzeiten sowie so wenig Hast und Hetze wie möglich sind hier entscheidend. Das gilt im Besonderen auch für das Umfeld, denn Nervosität und Stress übertragen sich augenblicklich auf das Kind. Hektische Eltern dürfen keine ruhigen, entspannten Kinder erwarten. So viel ist sicher.

Tees gelten als kleine, erlaubte Hilfsmittel, die Stress ein wenig abmildern können. Wie bei allen Teerezepturen ist anzumerken, dass Kinder anders „schmecken" als Erwachsene, eine „Verfeinerung" mit Honig oder Fruchtsaft kann daher angezeigt sein. Heilkraft muss nicht grauenhaft schmecken. Insbesondere der Baldriangeschmack ist nicht jedes Kindes Sache. Dies gilt übrigens nicht bei Tees, die bei Magen-Darm-Problemen zur Anwendung kommen, denn Zucker gehört zu den stärksten Säurelockern und sollte in diesem Bereich daher vermieden werden.

Je nach Situation können nachfolgende Tees auch ergänzt werden durch die ➲ Einschlafhilfen.

Angstzustände/Ängstlichkeit

Rp.	Herzgespannkraut 20,0 Johanniskraut 10,0 Melissenblätter 10,0 Baldrianwurzel 10,0	1 TL + ¼ l kochendes Wasser, 5 Min. ziehen lassen. 3–5 × tgl. eine Tasse.

Nervöse Erregung

Rp.	Lavendelblüten 20,0 Melissenblätter 15,0 Hopfenzapfen 40,0 Anisfrüchte angestoßen 5,0 Fenchelfrüchte angestoßen 5,0	½ EL + 1 Tasse siedendes Wasser, 15 Min. ziehen lassen. 3 × tgl. 1 Tasse sowie 1 Tasse vor dem Schlafengehen.

Beruhigung (nach phytotherapie.at)

Rp.	Melissenblätter 40,0 Passionsblumenkraut 30,0 Kamillenblüten 20,0 Orangenblüten 10,0	1 Esslöffel Teemischung wird mit 150 ml (entspricht einer Teetasse) kochendem Wasser übergossen und unter gelegentlichem Umrühren 10 Min. ziehen gelassen. Anschließend abseihen und mäßig warm trinken. 3 × täglich eine Tasse, möglichst kurmäßig (2–3 Wochen). Bei kleineren Kindern 2 × täglich eine Tasse, nicht am Abend.

Es gibt auch zahlreiche Tinkturen, die in diesem Bereich Anwendung finden. Aufgrund des Alkoholgehaltes können wir diese für Kinder aber nicht empfehlen, da sie wegen der fehlenden Stoffwechselfunktion in der Leber Alkohol nicht verarbeiten können.

Blasentee

Bei Blasenentzündung bzw. Harnwegsinfektion ist die gute „Spülung" der harn-ableitenden Wege wichtig. Das kann auch über einen längeren Zeitraum notwen-dig sein, bei dem sich ein Wechsel des Tees alle 3 Wochen empfiehlt.

Neben handelsüblichen Blasentees bieten sich an:

Ackerschachtelhalmtee

2 TL Kraut + ¼ l heißes Wasser, ½ Stunde ziehen lassen, abseihen.

3 Tassen pro Tag.

Rp.	Hauhechelwurzel 15,0 Goldrutenkraut 20,0 Orthosiphonblätter 30,0 Gewürzsumachwurzelrinde 30,0 Orangenschale 5,0	1 EL + 1 Tasse kochendes Wasser, 10 Min. ziehen lassen, abseihen.
		3–4 Tassen tgl.

Brustwickel bei Bronchitis

Topfenwickel

Er ist schleim- und krampflösend bei Erkältung oder (spastischer) Bronchitis.

Sie benötigen dazu eine Windel bzw. ein Baumwolltuch, das breiter sein muss als der Brustumfang des Kindes. Darauf streicht man auf die obere Tuchhälfte zimmerwarmen, fettarmen Topfen – 1 cm dick, 10 cm hoch und so breit wie der Brustumfang des Kindes.

Der untere Teil des Tuches wird nach oben geschlagen und deckt nun den Topfenstreifen ab.

Dieser Wickel wird um die Brust des Kindes gelegt und mit einem trockenen Handtuch abgedeckt und gegebenenfalls befestigt.

Mindestens 1 Std. belassen. Falls vor dem Schlafen angelegt, kann er auch die ganze Nacht verbleiben. Oft fördert er den Schlaf.

161

Warme Wickel

Warme Wickel gibt man nicht bei hohem Fieber!

Warmer Kartoffelwickel

Er dient der Hustenlinderung und Schleimlösung. Bei warmen Wickeln besteht immer die potentielle Gefahr, die zarte Kinderhaut zu verbrennen, daher macht man mit der eigenen Hand die sogenannte Handrückenprobe, da der Handrücken empfindlicher ist als die Handflächen.

Auf eine Windel streicht man auf eine Fläche von ca. 10 x 25 cm (je nach Größe des Kindes) zerdrückte, gekochte warme (nicht heiße!) Kartoffeln. Danach wird die Windel über diese Fläche geschlagen. Nun mit dem Handrücken über eine Minute die Hautverträglichkeit prüfen.

Der Wickel wird angelegt und mit einem Frottiertuch ummantelt.

Nach 20 Minuten wieder abnehmen.

Zwiebelwickel

Er lindert vor allem Hustenreiz.

> 2 Zwiebeln werden gehackt. Anschließend auf ein Baumwolltuch legen.
>
> Zwiebeln in das Tuch einschlagen und dann über einem Topf mit heißem Wasser erwärmen.
>
> Dann die solcherart erwärmten und eingeschlagenen Zwiebeln auf den Brustkorb legen. Achtung: Bei warmen Wickeln besteht immer die potentielle Gefahr, die zarte Kinderhaut zu verbrennen. Daher macht man mit der eigenen Hand die sogenannte Handrückenprobe, da der Handrücken empfindlicher ist als die Handflächen.
>
> Darüber wieder ein Baumwolltuch und schließlich ein Wolltuch. Dabei auf einen glatten Verlauf achten, damit das Kind nicht auf einem „Stoffwulst" zu liegen kommt, der drückt und schmerzt.
>
> Der Wickel kann 2 bis 3 Stunden liegen bleiben.

Wie bei allen Methoden, in denen ätherische Öle zur Anwendung kommen, ist auch der Zwiebelwickel für kleinere Kinder nicht geeignet!

Einschlafhilfen

Der gesunde Schlaf hat wenige, aber entscheidende Geheimnisse:

- Rechtzeitig zu Bett gehen ist die Voraussetzung für ausreichenden Schlaf.
- Damit Belastendes abgeladen werden kann, ist ein kurzes Gespräch vor dem Einschlafen sehr hilfreich.
- Achten Sie vor allem bei kleineren Kindern auf ein täglich gleichbleibendes Ritual, denn der Mensch – nicht nur das Kind – benötigt Strukturen.

Das Kind soll möglichst mit positiven Gedanken einschlafen. Wer selbst kein begnadeter Geschichtenerzähler ist, findet ausreichend CDs mit netten Gute-Nacht-Geschichten und Entspannungsmusik, die das Einschlafen optimal begleiten können.

Dennoch kann es vorkommen, dass Kinder aus verschiedenen Gründen unruhig und nervös sind. Auch sich anbahnende Infektionskrankheiten können dahinterstecken.

Hier finden Sie einige Hilfsmittel, die das Einschlafen erleichtern:

Bad

Sehr entspannend wirkt ein warmes – nicht heißes – Bad vor dem Zubettgehen. Nach gemütlichen 30 Minuten in der Badewanne nicht abtrocknen, sondern nur abtupfen und in ein dünnes Leintuch gewickelt unter die Bettdecke schlüpfen.

Einschlaftee

Rp.	Baldrianwurzel 20,0 Hopfenzapfen 10,0 Haferfrüchte 10,0 Fenchelfrüchte angestoßen 5,0	1 TL auf 1 Tasse Wasser, siedend übergießen, 15 Min. ziehen lassen. ½ Std. vor dem Schlafengehen 1 Tasse.

Einschlaftee bei Nervosität

Rp.	Melissenblätter 10,0 Baldrianwurzel 10,0 Lavendelblüten 10,0 Malvenblüten 5,0 Orangenblüten 5,0	½ TL + 1 Tasse kochendes Wasser, 10 Min. ziehen lassen, abseihen. Vor dem Abendessen eine Tasse mit Honig gesüßt.

Einschlaftee für füllige Kinder

Rp.	Lavendelblüten 10,0 Melissenblätter 10,0 Baldrianwurzel 10,0 Fenchelkraut 10,0 Fenchelsamen 5,0 Kümmelsamen 5,0	½ TL + 1 Tasse kochendes Wasser, 10 Min. ziehen lassen, abseihen. Vor dem Abendessen eine Tasse mit etwas Honig gesüßt.

Einschlaftee bei Schulangst oder Bettnässen

Rp.	Johanniskraut 10,0 Melissenblätter 20,0 Orangenblüten 10,0 Hopfenzapfen 10,0 Hagebutten 10,0	2 TL + 1 Tasse siedendes Wasser, 15 Min. ziehen lassen.
		Morgens und abends eine Tasse über 4–6 Wochen.
		Hierbei gibt es keine Alters-einschränkungen.

Mögliche Maßnahmen

Elektrolytlösung

Bei starkem Brechdurchfall empfehlen sich die folgenden Mittel:

Rezept der WHO

Rp.	Natriumchlorid 2,6 g Natriumcitrat 2,9 g Kaliumchlorid 1,5 g Glukose 13,5 g	Die Mineralienmischung wird in einem Liter abgekochtem Wasser aufgelöst. Schluckweise trinken.

Rezept nach www.apotheker.or.at

Rp.	8 gestrichene Teelöffel Zucker ¾ Teelöffel Salz (Kochsalz = Natriumchlorid) ½ Liter Orangensaft (enthält ca. 0,8 g Kalium, entspricht etwa 20 mmol) ½ Liter Mineralwasser (enthält je nach Sorte bis etwa 20 mmol HCO_3^-)	Alles vermischen. Die Trinkmenge sollte etwa 40 ml je kg Körpergewicht innerhalb von 24 Stunden betragen.

Grundsätzlich gibt es aber in der Apotheke Fertigpräparate, die vorzuziehen sind.

Entspannungstee

Er löst keine Probleme, ist aber ein erlaubtes kleines Hilfsmittel. Oft ist es schon das abendliche Ritual des Teetrinkens, das zur Besserung beiträgt.

Siehe auch ➲ Beruhigende Tees.

Melissetee

1 TL Melissenblätter + ⅛ l kochendes Wasser, 10 Min. ziehen lassen, abseihen.
1 Tasse abends direkt vor dem Zubettgehen.

Entzündungen Mund-/Rachenraum

Für Kinder sind alkoholische Auszüge nicht geeignet, daher sind hier nur sogenannte wässrige Auszüge und Tees angeführt.

Wässrige Auszüge zum Trinken

Eibisch

2 TL Eibisch mit ¼ l kaltem Wasser übergießen, mind. ½ Std. ziehen lassen
und abseihen. Dann auf Trinktemperatur erhitzen.

Schluckweise trinken.

Der Tee wirkt reizlindernd und schleimhautschützend.

Isländisch Moos

1–2 TL Isländisch Moos mit 1 Tasse (150 ml) heißem Wasser übergießen,
5 Min. ziehen lassen.

Schluckweise trinken.

167

Malve

2 TL Blüten oder Blätter mit ¼ l heißem Wasser übergießen, 10 Min. ziehen lassen.

Mehrmals täglich und vor dem Schlafengehen anwenden.

Gurgeltees

Rp.	Kamillenblüten Salbeiblätter aa 15 Tausendgüldenkraut 20,0	1 TL auf 1 Tasse (150 ml) Wasser, kochend aufgießen, 10 Min. ziehen lassen. Mehrmals tgl. gurgeln.
Rp.	Fenchelfrüchte angestoßen Kamillenblüten Salbeiblätter aa 25	1 EL auf ¼ l Wasser, kochend aufgießen, 10 Min. ziehen lassen. Mehrmals tgl. gurgeln.
Rp.	Malvenblätter Eibischwurzel Salbeiblätter aa 20,0	1 TL auf ¼ l Wasser, kochend aufgießen, 15 Min. ziehen lassen. Mehrmals tgl. gurgeln.
Rp.	Isländisch Moos 10,0 Eibischwurzel 25,0 Süßholzwurzel 10,0 Thymiankraut 30,0 Spitzwegerichkraut 25,0 Fenchelfrüchte angestoßen 10,0	1 EL mit 1 Tasse (150 ml) Wasser, kochend aufgießen, 10 Min. ziehen lassen. Mehrmals tgl. gurgeln.

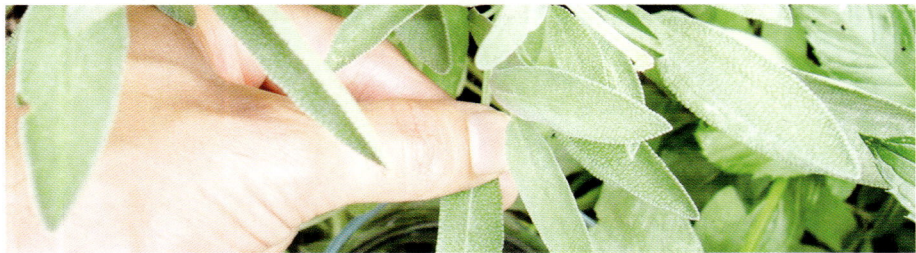

Erkältungsbad

Wasser ist der Träger thermischer Reize (Temperaturreize), die entweder kühlend (Kaltabwaschungen, Kaltwickel) oder wärmend (Schwitzen, Warmwickel, Inhalation) sein können. Es eignet sich daher gut für Erkältungsbäder.

Heublumenbad

Dieser Ansatz findet nur im frühen Stadium einer Erkältung Anwendung und nicht bei kleinen Kindern unter dem 2. Lebensjahr.

Stoffwechsel und Schweißbildung werden angeregt und beschleunigen den Ausbruch der Erkältung. Nach einem derartigen Bad sind die Kinder häufig erschöpft und müssen unbedingt ins Bett. Auf dem Weg dahin sollten Sie das Kind sicherheitshalber begleiten oder es dorthin tragen. Meist folgt eine Schlafphase.

> 1 gehäufter EL Heublumen + 1 l kaltes Wasser ansetzen, zum Kochen bringen, ½ Std. ziehen lassen, abseihen. Dann dem warmen Badewasser zugeben.

> Keinesfalls bei hohem Fieber anwenden!

Flohbiss – Juckreizstillung

Mentholöl (= reines Pfefferminzöl) erst bei Kindern ab 12 Jahren
Thymianöl
Lavendelöl
Zu gleichen Teilen einige Tropfen vermischen.

Die betroffenen Stellen damit abtupfen. Bei Bedarf mehrmals täglich wiederholen.

Haferschleimsuppe

Sie wird bei akuten Magen-Darm-Beschwerden angewendet.

Der Schleim entsteht durch das Klebereiweiß im Hafer beim Aufkochen, er „beruhigt" die Magenschleimhaut und enthält Vitamin B, das seinerseits entzündungshemmend wirkt. Der Haferschleim bildet eine Schutzschicht auf der entzündeten Magen- und Darmschleimhaut. Der stark saure und reizende Magensaft wird so ferngehalten und die Schleimhaut kann sich wieder regenerieren. Bei einer Magen-Darm-Entzündung (Bauchweh, evtl. verbunden mit Durchfall und Erbrechen) werden täglich drei Teller gegessen.

Zubereitung: 3 EL Haferflocken mit etwas Salz in ½ l Wasser kalt aufstellen, erhitzen, unter Umrühren ¼ Stunde kochen lassen.

100 g Haferschleimsuppe enthalten

Vitamin A: 9 μg	Vitamin B$_6$: 0 mg	Phosphor: 55 mg
Vitamin D: 0 μg	Biotin: 0,6 μg	Eisen: 0,3 mg
Vitamin E: 0,1 mg	Vitamin B$_9$: 0,9 μg	Zink: 0,2 mg
Vitamin K: 3,9 μg	Vitamin C: 0,6 mg	Kupfer: 0 mg
Vitamin B$_1$: 0 mg	Natrium: 39 mg	Mangan: 0,2 mg
Vitamin B$_2$: 0 mg	Kalium: 20 mg	Fluor: 0 mg
Vitamin B$_3$: 0,2 mg	Kalzium: 10 mg	Jod: 3,9 μg
Vitamin B$_5$: 0 mg	Magnesium: 7 mg	

Brennwert nach Makronährstoffkalorien
gesamt: 8 kcal/100 g Suppe

Fett:
1,5 Kcal = 18,9 %

Eiweiß:
1,6 Kcal = 19,8 %

Kohlenhydrate:
5,2 Kcal = 65,6 %

Halswickel

Es gibt hier zwei grundsätzliche Ansätze. Den kalten, wärmeentziehenden Wickel, der vor allem in der akuten Anfangsphase angebracht ist. Empfindet das Kind Kälte als unangenehm, tritt Kältegefühl auf oder besteht die Entzündung schon länger, dann ist der warme Halswickel angebracht.

Kalter Halswickel

Er wirkt abschwellend bei Angina, Mumps und Lymphdrüsenschwellung.

Ein Baumwoll-/Leinentuch in Halsbreite falten und in kaltes Wasser tauchen, danach gut auswringen und gut anliegend um den Hals wickeln. Darüber eine Lage trockenes Baumwoll-/Leinentuch und dann einen Wollschal, der die Haut möglichst nicht berühren soll.

Nach 10 Minuten abnehmen und ein trockenes Tuch um den Hals wickeln. Nach 1 Std. wiederholen.

Warmer Halswickel

Dieser Halswickel wirkt erwärmend und durchblutungsfördernd.

Bei allen warmen Wickeln besteht immer Verbrühungsgefahr, wenn nicht sorgfältig gearbeitet wird. Die Toleranz der Wickeltemperatur auf der Kinderhaut lässt sich mit der Handrückenprobe ermessen. Erträgt der Erwachsene die Temperatur auf dem Handrücken, dann wird sie in der Regel auch das Kind akzeptieren. Es entscheidet aber letztlich immer das Kind, was es erträgt, nicht der Erwachsene.

Das Innentuch (Flanelltuch oder kleines Frotteehandtuch) wird mit heißem Leitungswasser von 40–45 Grad (Thermometerkontrolle!) getränkt und so weit ausgedrückt, dass es noch nass ist, aber nicht mehr tropft.

Das Tuch muss schnell angelegt werden, da es sonst auskühlt.

Darüber kommt ein nicht kratzender Wollschal, um einen zu raschen Wärmeverlust des Wickels zu vermeiden.

Nach 30–60 Min. wieder abnehmen. 2–3 × tgl. anwenden. Auch danach den Hals mit einem Halstuch warm halten.

Halswickel mit Topfen

Topfenwickel können grundsätzlich bei jeder Art von Halsentzündung oder Heiserkeit eingesetzt werden, und zwar in jedem Stadium.

171

Der zimmerwarme Magertopfen wird in einer Dicke von 1 cm auf ein Baumwolltuch gestrichen. Bei kleinen Kindern genügen 0,5 cm Dicke. Dann das
Tuch einschlagen. Der mit Topfen gefütterte Anteil soll dabei die Vorder- und
Seitenpartien des Halses umfassen. Nun den Wickel um den Hals legen und
darüber eine weitere Lage Baumwolltuch. Das alles mit einem nicht kratzen-
den Wollschal fixieren. Darauf achten, dass der Wickel nicht zu eng ist und
kein Würge- oder Erstickungsgefühl hervorruft.

Anwendungsdauer: 1–2 Stunden, 2 × tgl.
Kühlt der Topfen früher ab, muss der Wickel früher abgenommen werden.

Hühnersuppe

Das Rezept

Ein Suppenhuhn ohne Innereien mit Suppengemüse (Lauch, Sellerie, Karotten,
Petersilie), Lorbeerblättern und Wacholderbeeren in Gemüsebrühe erhitzen
und eineinhalb Stunden köcheln lassen. Das Huhn muss dabei zur Gänze bedeckt sein. Suppennudeln abkochen, mit klein geschnittenem Hühnerfleisch
in der Brühe servieren.

Mindestens zwei Teller am Tag essen.

US-Forscher am Nebraska Medical Center fanden heraus, dass Inhaltsstoffe der
Hühnersuppe Infekte der oberen Atemwege hemmen. Sie untersuchten die Wirkung dieser Suppe auf die sogenannten neutrophilen Granulozyten (weiße Blutkörperchen, die der Körper bildet). Diese sind einerseits für die Abwehr der Viren
nötig, sorgen im Übermaß aber auch für Erkältungssymptome wie das Anschwellen der Schleimhäute. Und siehe da: Die Brühe hemmte die Bewegungsfähigkeit
der Abwehrzellen und damit die Schleimhautschwellung.

Es stimmt also nicht, wenn böse Zungen behaupten, Hühnersuppe würde deshalb so günstig wirken, weil in der Hühnerzucht besonders viele Antibiotika verabreicht würden. Dennoch raten wir hier ganz besonders dezidiert zu Hühnern aus biologischer Haltung. Der geschmackliche Unterschied zu einem Billighuhn aus dem Supermarkt ist verblüffend. Es kann also sein, dass Ihr Kind danach nur mehr „gute Hühnersuppe" verlangt.

Die heiße Suppe erhöht außerdem die Körpertemperatur und lindert Gliederschmerzen. Nur die selbst gekochte Hühnersuppe hilft wirklich.

Grundsätzlich geht dieses Wissen um die Hühnersuppe bereits auf die alten Ägypter zurück, und der persische Arzt Avicenna beschrieb im frühen Mittelalter deren positive Wirkung. Ganz besonders dieser Mann hat viel tradiertes Wissen gesammelt, das dann über die Besetzung Spaniens durch die Mauren den Einzug in die christliche Klostermedizin und von dort in die Volksmedizin fand.

Hustensirup

Hier ist vor allem zu beachten, dass selbst gemachter Hustensirup nur begrenzt haltbar ist. Er sollte daher in dunklen Flaschen gekühlt aufbewahrt werden. Da im Winter etwa frischer Spitzwegerich nicht zur Verfügung steht, kann man die Blätter einfrieren, um sie bei Bedarf verwenden zu können.

Zwiebelsirup (nach R. Moebus)

Eine große Zwiebel schälen und würfeln und in ein sauberes Marmeladeglas geben.

2 EL Zucker zugeben.

Das Glas verschließen und schütteln.

Nach 2 Stunden entsteht ein wohlschmeckender Sirup.

4 × täglich 1 EL bei Kindern zwischen 2 und 6 Jahren.

Zwiebelsaft mit Kandis (nach R. Moebus)

1 große Zwiebel schälen und fein hacken und in einen Topf geben.

100 ml Wasser zugeben.

100 g Kandiszucker zugeben.

Bei schwacher Hitze einkochen.

Sud durchsieben.

4 × tgl. 1 TL bei Kindern zwischen 2 und 6 Jahren verabreichen.

Hustensirup aus der „Wiesenapotheke"

Zutaten

250 g Spitzwegerichblätter

1,25 Liter Wasser

1 Zitronenscheibe

1 TL Zitronensäure

1 kg Zucker (oder Honig)

250 g brauner Kandiszucker

Zubereitung

Die Spitzwegerichblätter waschen und grob schneiden.

Wasser, Zitronenscheibe, Zitronensäure, Kandiszucker, Wegerichblätter zusammen aufkochen.

Zugedeckt ca. 20–30 Minuten auf kleinster Flamme ziehen lassen.

Flüssigkeit durch ein Sieb, das mit einem Tuch ausgelegt ist, filtern und dabei die Masse etwas auspressen.

Zucker zur Flüssigkeit geben und ca. 1 Stunde sanft einkochen, bis eine sirupartige Konsistenz erreicht wird.

In gut getrocknete Gläser füllen.

Lichtgeschützt aufbewahren.

Bei Bedarf 1 EL 4–6 × tgl. – kann man auch mit Wasser verdünnen oder im Tee verabreichen.

Rettichsirup

Zutaten

1 größerer schwarzer Rettich

Zucker oder Kandiszucker oder Honig (nach Bedarf, abgestimmt auf Größe des Rettichs)

1 Kanne oder ein Glas

1 Schraubflasche (ca. 100 ml)

Zubereitung

Vom Rettich oben eine Scheibe abschneiden.

Rettich so aushöhlen, dass nur mehr ca. ein Zentimeter Rand stehenbleibt.

Mit einem nicht zu dünnen Schaschlikspieß oder einer gröberen Stricknadel ein Loch in den Rettich bis zu dessen Spitze bohren, um den späteren Sirup hindurchfließen zu lassen.

Das herausgekratzte Rettichinnere möglichst klein hacken und mit etwa der gleichen Menge Zucker vermischen.

Mischung in den ausgehöhlten Rettich drücken, bis er gefüllt ist. Den Rest der Mischung aufbewahren.

Mit der Spitze nach unten auf die Kanne oder das Glas stellen.

Die anfangs abgeschnittene Scheibe wieder auf den Rettich legen.

Rettich stehen lassen.

Nach einer Weile beginnen erste Siruptropfen aus der Spitze zu quellen.

Nach einigen Stunden den Rest der Rettich-Zucker-Mischung nachfüllen.

Über Nacht ruhen und tropfen lassen.

Sirup (ca. 100 ml/Rettich) in eine Flasche füllen.

1 TL 4–6 × tgl., möglichst frisch verwenden, geringe Haltbarkeit.

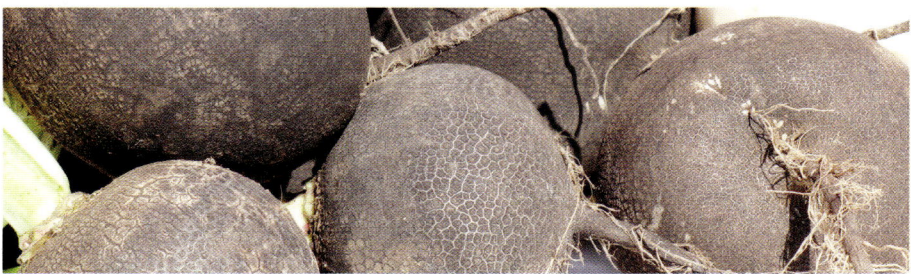

Immunstimulation

Grundsätzlich kann bereits mit Beginn der Erkältungssaison an eine Abwehrsteigerung gedacht werden. Insbesondere bei schwächlich-kränklichen Kindern, die zu Infekten neigen.

Die bekannteste Pflanze in diesem Zusammenhang ist der Sonnenhut, zu dem es auch eine Reihe von Fertigpräparaten gibt.

Drei Inhaltskomponenten sind für die immunmodulierende Wirkung verantwortlich:

- Alkylamide,
- Cichoriensäure und
- Polysaccharide.

Die zu erzielenden Wirkungen sind:

- gesteigerte Bildung von Granulozyten und Makrophagen,
- Steigerung von deren Phagozytoseleistung,
- vermehrte Bildung von T-Lymphozyten (mittlere Dosierung),
- Anregung der Zytokinbildung (IL-1, IL-6, IFN alpha & beta, TNF-alpha) bei niedriger Dosierung,
- Steigerung der Immunglobulinbildung.

In Summe also eine Stimulierung des Immunsystems. Bei geschwächter Abwehr kommt es dadurch zu einer rascheren Eliminierung von Antigenen. Eine Verkürzung der Krankheitsdauer ist jedoch nicht belegt.

Darüber hinaus sind folgende Wirkungen belegt:

- **Entzündungshemmende Wirkung**: Polysaccharide und Alkylamide hemmen die Enzyme Cyclooxygenase und 5-Lipoygenase sowie die Aktivität freier Radikale.

- **Antivirale Wirkung**: Sie wurde als eine dem Interferon ähnliche beschrieben. Dabei werden nicht Viren abgetötet, sondern ihr Eindringen in die Zellen erschwert (vorbeugender Effekt).

Nachfolgende Rezepturen beziehen sich auf beginnende Erkältungen:

Rp.	Sonnenhutwurzelfluidextrakt 30,0 Thymiankrautfluidextrakt 20,0	Bei Erkältungsbeginn (1. Tag) 20 Tropfen, danach stündlich 5 Tropfen in reichlich Wasser oder Lindenblütentee. Ab 2. Tag: 5 × 15 Tropfen bis zwei Tage nach Abklingen der Symptome.
Rp.	Sonnenhutwurzelfluidextrakt 30,0 Spitzwegerichtinktur Kamillenblütentinktur aa 25,0 Thymiankrautfluidextrakt 20,0	Bei Erkältungsbeginn (1. Tag) 20 Tropfen, danach stündlich 5 Tropfen in reichlich Wasser oder Lindenblütentee. Ab 2. Tag: 5 × 15 Tropfen bis zwei Tage nach Abklingen der Symptome.

Inhalation bei Erkältungen

Inhalationen entwickeln ihre Wirkung über die Zufuhr feuchtwarmer Luft und ätherischer Öle.

Kamillendampf ist besonders geeignet gegen chronischen Schnupfen, Husten, Luftröhrenreizung und bei Nebenhöhlenentzündung. Da dies eine Anwendung mit extrem heißem Wasser ist, darf das Kind keinesfalls alleine gelassen werden, um allfällige Unfälle durch Verbrühung zu vermeiden.

177

Inhalation mit Kamille

1 EL Kamillenblüten werden mi 1 l kochendem Wasser in einer Schüssel/Topf überbrüht.

Die Schüssel auf den Tisch stellen. Das Kind beugt sich – je nach Temperatur des Dampfes – immer dichter über die Schüssel. Es sitzt dabei unter einem Leintuch oder Badetuch wie unter einem Zelt, damit die Flüssigkeit nicht zu rasch abkühlt.

20 Minuten inhalieren.

Inhalation mit drei Heilpflanzen

Rp.	Kamillenblüten Thymiankraut Oreganokraut aa 50,0	1 EL mit einem ½ l kochendem Wasser übergießen.
		20 Min. inhalieren, mindestens 3 × tgl.

Inhalation mit ätherischen Ölen

Ätherische Öle sind sehr wirksame Substanzen und dürfen daher keinesfalls bei Kindern unter dem 2. Lebensjahr eingesetzt werden. Für Säuglinge würden diese Öle sogar eine ernste Gefahr darstellen. Es stehen fertige Produkte zur Verfügung. Weiters kann man ein maximal nussgroßes Stück einer herkömmlichen Bronchialsalbe in heißem Wasser auflösen. Nachfolgende spezielle Öl-Rezepturen fertigt die Apotheke sicher gerne an.

Rp.	Niauliöl 6,0 Salbeiöl 8,0 Thymianöl 1,0	Je nach Alter des Kindes 3–5 Tropfen in eine große Schüssel (min. 1 l) mit heißem Wasser.
		3 × tgl. für je 20 Minuten inhalieren.

Karottensuppe nach Moro

Die akute Magen-Darm-Entzündung stellt ein typisches Krankheitsbild im Kindes-alter dar, wobei frühzeitiger Flüssigkeitsersatz und rasche Keimelimination wich-tige Behandlungsziele darstellen.

Die seit 1905 bekannte Karottensuppe nach Moro hat sich bis heute in der The-rapie von Durchfällen im Kindesalter bewährt. An der Wirkung sind sogenannte saure Oligosaccharide (Zuckerstrukturen) aus den Karotten beteiligt, die am Insti-tut für Pharmakognosie der Universität Wien isoliert und in ihrer Struktur geklärt wurden. Bei Laborversuchen konnten die Oligosaccharide die Anhaftung von krankheitserregenden Keimen an der Darmwand hemmen und in Kombination mit den Pektinen zur raschen Regulation des Stuhls führen. Eine österreichische Arbeitsgruppe um den Tiroler Kinderarzt Univ.-Prof. Dr. Josef Peter Guggenbich-ler und den Wiener Pharmakologen Univ.-Prof. Dr. Johann Jurenitsch hat den Wirkmechanismus aufgeklärt.

Rezept

500 g geschälte Karotten zerkleinern, in 1 l Wasser 1 bis 1½ Stunden kochen, durch ein Sieb pressen oder in einem Mixer pürieren. Danach die Gesamtmenge auf 1 Liter mit Wasser auffüllen und einen knapp gestrichenen Teelöffel (3 g) Kochsalz hinzufügen. In kleinen Mengen verabreichen.

Die Österreichische Gesellschaft für Phytotherapie empfiehlt eine andere Variante der Karottensuppe: 500 g geschälte Karotten in 1 l Wasser 1 bis 1½ Stunden kochen, 3 g Kochsalz (ein knapp gestrichener Teelöffel) zufügen, ca. 1 Teelöffel Butter und 1 Esslöffel Zucker dazugeben und zu einem Brei verarbeiten. Wird von Kindern deutlich lieber gegessen.

(Phytotherapie Austria, Heft 2/2009)

In akuten Krankheitsphasen sollte allerdings auf die Zugabe herkömmlichen Zu-ckers verzichtet werden, da er einer der stärksten „Säurelocker" ist und die Pro-duktion von Magensäure steigert.

Kreislauftherapie

Darunter versteht man Maßnahmen bei niedrigem Blutdruck, ein Phänomen, das im Wachstum immer wieder vorkommen kann.

1. Ausreichend Trinken!

Manche Kinder „vergessen" einfach auf ausreichende Flüssigkeitszufuhr. Das wichtigste Getränk ist Wasser, das zweitwichtigste ist Tee. Das eine kommt aus der Leitung, das andere ist mit einem Wasserkocher sehr rasch zubereitet und schmeckt als selbst gemachter Eistee ausgezeichnet. Eistee aus dem Supermarkt ist eine gesundheitsgefährdende Zuckerbombe und keinesfalls ein Kindergetränk. Cola & Co. sagen bis heute nicht exakt, was sie enthalten – trotz Lebensmittelkennzeichnungspflicht. Das spricht für sich selbst.

Tee-Beispiele

Für den Apotheker bitte die Teerezepte abschreiben, kopieren etc. und so vorlegen. Gleiches gilt bei Bestellung im Internet, etwa bei Spezialisten wie „s'natureck".

Durstlöscher

Rp.	Himbeerblätter 10,0 Brombeerblätter 20,0	1–2 Teelöffel mit ¼ Liter kochendem Wasser übergießen, 10 Minuten ziehen lassen, abseihen.
		So wenig wie möglich süßen, allenfalls mit Honig.

Wintertee

| Rp. | Durstlöscher 20,0 (siehe dort)
Hagebutten 5,0
Hibiskus 5,0
Lindenblüten 5,0
Melissenblätter 5,0
Pfefferminzblätter 5,0
Birkenblätter 5,0 | 2 gehäufte TL + ¼ l kochendes Wasser, 15 Min. ziehen lassen, abseihen. |

Frühjahrstee

| Rp. | Löwenzahnwurzel mit Kraut 20,0
Brennnesselblätter 10,0
Ackerschachtelhalm 10,0
Birkenblätter 5,0
Hagebutten mit Kernen 5,0 | 2 gehäufte TL + ¼ l kochendes Wasser, 15 Min. ziehen lassen, abseihen. |

2. Ausreichend Bewegung

3. Ausreichend Schlaf

4. Morgens kontrolliert aufstehen und nicht aus dem Bett „hüpfen", erst einmal sitzen oder auf den Rücken legen und die Beine in die Höhe strecken bzw. an die Wand lehnen. In akuten Situationen: Beine hochlagern, feuchte Tücher/ Waschlappen auf Stirn und Nacken legen.

Sie können auch spezielle Kreislauftees herstellen:

Variante 1

Weißdornblüten
Rosmarinblätter aa ad 100,0

1 TL + 1 Tasse kochendes Wasser, 10 Min. ziehen lassen, abseihen.

3 × tgl. 1 Tasse über 6–8 Wochen.

Variante 2

Rosmarinblätter 20,0
Melissenblätter 20,0
Hagebuttenfrüchte 10,0
Hibiskusblüten 10,0

1 TL + 1 Tasse kochendes Wasser, 10 Min. ziehen lassen, abseihen.

2 × tgl. 1 Tasse.

Möglichkeiten bei Blähungen (Meteorismus)

Tees speziell für Säuglinge geeignet (nach Stellmann)

Variante 1 – Anissamen

⅛ TL leicht zerdrückte Anissamen mit ⅛ l kochendem Wasser aufbrühen, danach abgießen.

¼ Tasse (= 30 ccm) entweder der Flaschennahrung beimengen oder vor der Mahlzeit geben.

Variante 2 – Fenchel

½ TL zerdrückte Fenchelfrüchte mit ¼ l kochendem Wasser übergießen, 10 Minuten ziehen lassen, danach abseihen, mit Honig süßen.

¼ Tasse (= 30 ccm) der Flaschennahrung beimengen oder vor der Mahlzeit geben.

Variante 3 – Kümmel

¼ TL (Säuglinge) bzw. ½ TL (Kleinkinder) Kümmelsamen + ½ l kochendes Wasser, 10 Min. ziehen lassen, abgießen.

Säuglinge: 1 EL (= 15 ccm) zur Flaschennahrung oder vor der Mahlzeit geben.
Kleinkinder: 1–2 Tassen täglich.

Von diesen Zubereitungen ist Variante 1 die mildeste und Variante 3 die wirksamste. Die Tees können auch alternierend verabreicht werden.

Größere Kinder ab dem 2. Lebensjahr
(Quelle: Phytotherapie.at)

Vorbemerkungen: Die nachfolgend angeführten einzelnen Bestandteile sind in geschnittenem Zustand (Ausnahmen: Kümmel, Koriander, Fenchel unzerkleinert) zu mischen. Die Teemischungen sind vor Feuchtigkeit und Licht geschützt in gut schließenden Gefäßen (am besten aus Glas) aufzubewahren.

Zubereitung bei allen Varianten: 1 EL Teemischung mit 150 ml (1 Tasse) kochendem Wasser übergießen und bedeckt ziehen lassen, gelegentlich umrühren. Nach 10 Minuten abseihen und abkühlen lassen.

Am besten ist es, den Tee jeweils frisch zuzubereiten. Soll ein Vorrat für einen ganzen Tag bereitet werden, so wird jeweils die vierfache Menge (4 EL Teemischung, 600 ml kochendes Wasser) genommen. Aufbewahrung in einer gut verschlossenen Thermoskanne.

Der Tee soll warm (nicht heiß), ungesüßt schluckweise getrunken werden; jeweils eine Tasse vor oder nach dem Essen, 3–4 × täglich.

Rp.	Variante 1 antimikrobiell, appetitanregend, entzündungshemmend, beruhigend	Kümmel 40,0 Kalmuswurzel 20,0 Kamillenblüten 20,0 Melissenblätter 20,0
Rp.	Variante 2 antimikrobiell, entzündungshemmend, galletreibend, krampflösend, schleimhautprotektiv, beruhigend	Koriander 35,0 Kamillenblüten 25,0 Pfefferminzblätter 10,0 Süßholzwurzel 10,0 Melissenblätter 20,0
Rp.	Variante 3 fördert Darmbewegung, appetitanregend, frischer Geschmack, krampflösend, schleimhautprotektiv, beruhigend	Fenchel 40,0 Kalmuswurzel 20,0 Pfefferminzblätter 20,0 Süßholzwurzel 10,0 Melissenblätter 20,0

Weitere Möglichkeit mit „freundlichem" Geschmack:

Blähungstee

Anisfrüchte 40,0 Fenchelfrüchte 40,0 Kamillenblüten 20,0	1 EL Teemischung mit 150 ml (1 Tasse) kochendem Wasser übergießen und bedeckt ziehen lassen, gelegentlich umrühren. Nach 10 Minuten abseihen und abkühlen lassen.

Allgemeine Maßnahmen

- Zum Essen genügend Zeit nehmen und in ruhiger Umgebung essen.
- Nicht sprechen, um das Verschlucken von Luft zu vermeiden.
- Kleine Mahlzeiten sind hilfreich, denn dann muss weniger verdaut werden.

Linderung akuter Blähungen

Die Luft, die den Bauch schmerzhaft auftreibt, soll abgehen. Das heißt, die Winde sollen abgehen, um eine Linderung der Beschwerden zu erreichen.

Es hilft, den Bauch zu wärmen, etwa mit einer Wärmflasche. Gelegentlich hilft es auch, sich auf den Bauch zu legen.

Sehr gut hilft auch eine Bauchmassage.

Dazu sorgt man zunächst für warme Hände, ehe man mit der Massage beginnt. Dann massiert man, möglichst mit Öl, den Bauch behutsam im Uhrzeigersinn. Denn der Dickdarm verläuft im Uhrzeigersinn und durch die Massage kann man die störende Luft näher an den Ausgang bringen.

Die Bauchmassage fördert auch die Entspannung des Bauches und des Darmes, was die Blähungsschmerzen lindert.

Natürlich kann ein entsprechendes Massageöl wie etwa Nelkenöl in der Apotheke bezogen werden.

184

Hier ein Beispiel für ein selbst zubereitetes Massageöl:

Anis-Fenchel-Öl	
Zutaten	5 g Anissamen 5 g Fenchelsamen 110 ml Pflanzenöl (z.B. kalt gepresstes Olivenöl)
Zubereitung	Anis- und Fenchelsamen zart – etwa in einem Mörser - zerstoßen (ermöglicht die bessere Lösung der ätherischen Öle aus den Samen). Nur die Oberfläche brechen, nicht zu „Pulver" zermahlen.
	Alle Zutaten in ein Glas füllen und gut verschließen.
	Das Glas in einem Wasserbad für 15 Minuten erhitzen (raschere Freisetzung der Wirkstoffe).
	Für einige Wochen an einem warmen Platz ziehen lassen. Je länger, desto intensiver wird das Kräuteröl.
	Kräuteröl über Kaffeefilter abfiltern und in eine „dunkle" Flasche füllen.
	Nicht auf die Beschriftung inkl. Datum vergessen – die Haltbarkeit beträgt etwa 3 Monate. Es ist günstig, das Öl im Kühlschrank aufzubewahren.

Möglichkeiten bei Neurodermitis

Unterschieden werden je nach Ausprägung der Hautsymptome (Rötung, Schwellung, Papeln, Krusten, Kratzspuren und Hautvergröberung) drei Stufen. Analog dazu bestehen die therapeutischen Maßnahmen in Stufe 1 vorwiegend in einer entsprechenden Hautpflege mit Cremes und Ölbädern, die nicht wärmer als 35 Grad sein sollen. Zur Körperreinigung werden keine Seifen benutzt. Nach Kontakt mit Wasser wird wieder eingecremt. Regelmäßige Entspannungsphasen und die Erhaltung einer positiven Lebensstimmung ergänzen diese Maßnahmen.

Traditionelle oder komplementäre Ansätze machen vor allem in der pflegeorientierten Stufe 1 Sinn. Olivenöl oder Mandelölsalben kommen zur Anwendung. In Stufe 2 können Teeumschläge die klassisch-medizinischen Maßnahmen ergänzen.

Rückfettender Badezusatz

40 ml kaltgepresstes Olivenöl und 20 ml Milch in eine Flasche geben, kräftig schütteln, bis eine Emulsion entsteht. 5 Minuten warten, dann dem Badewasser zusetzen.

Auf der Haut bildet sich ein dünner Ölfilm, der rückfettend wirkt. Der Ölfilm vermindert die Abdunstung von Wasser aus der Haut und erhöht damit deren Feuchtigkeitsgehalt. Nach dem Bad die Haut an der Luft trocknen, sonst landet der Ölfilm im Handtuch.

Bäder bei nässendem Ekzem

Ackerschachtelhalmbad

Ackerschachtelhalm hat eine entzündungshemmende, juckreizstillende und heilungsfördernde Wirkung.

150 g Ackschachtelhalmextrakt auf 200 l Badewasser oder

100 g Ackerschachtelhalmblätter mit 10 l kochendem Wasser übergießen, 15 Min. ziehen lassen und dann dem Badewasser zugeben.
Badetemperatur 36–38 Grad C, Badedauer 10–20 Minuten.
Haut nicht trocken abreiben, sondern abtupfen.

Eichenrindenbad

Eichenrinde hat einen hohen Gehalt an Gerbstoffen und wirkt adstringierend, juckreizstillend sowie antiseptisch.

5 g Eichenrinde in 1 l Wasser aufkochen.
20 Minuten ziehen lassen und dem Bad hinzugeben.

Badetemperatur 32–35 Grad C, Badedauer 10–15 Minuten.

Haferstrohbad

Haferstroh wirkt aufgrund seines hohen Kieselsäuregehalts juckreizstillend und entzündungshemmend.

100 g Haferstroh mit 4 l kochendem Wasser übergießen.
Auf Zimmertemperatur abkühlen lassen und dem Bad hinzugeben.

Badetemperatur 36–38 Grad C, Badedauer 10–12 Minuten.

Teeumschläge

Rp.	Kamillenblüten 40,0 Thymiankraut 20,0 Stiefmütterchenkraut 40,0	2 TL auf 1 Tasse (150 ml) Wasser, heiß übergießen, 10 Min. ziehen lassen.
		Mehrmals tgl. Umschläge.

Rp.	Stiefmütterchenkraut 30,0 Odermennigskraut 20,0 Zauberstrauchblätter 30,0 Taubnesselblüten 20,0	2 EL mit ¼ l kochendem Wasser übergießen, 5 Min. ziehen lassen, abseihen, abkühlen.
		Mehrmals tgl. Umschläge.

Rp.	Stiefmütterchenkraut Walnussblätter aa ad 100,0	2 EL mit 500 ml kochendem Wasser übergießen, 10 Min. ziehen lassen, abseihen, abkühlen.
		Mehrmals tgl. Umschläge oder Waschungen.

Möglichkeiten bei Verstopfung (Obstipation)

Bei der Obstipation (Verstopfung) des Kindesalters sind zunächst mögliche anatomische Anomalien auszuschließen. Funktionelle Störungen und die sogenannte „habituelle" Obstipation sollten mit Stuhltraining, Ernährungsumstellung und Bewegung kombiniert behandelt werden.

Pflanzentherapeutisch eignet sich nicht geschroteter Leinsamen (1,5 EL pro Tag). Für die Volumenzunahme, die für den Dehnungsreiz verantwortlich ist, sind pro EL 150 ml Flüssigkeit (1 Tasse) erforderlich.

In gleicher Weise wirken Flohsamen. Diese quellen stärker als Leinsamen. Am stärksten quellen die Flohsamenschalen. Die Quellungszahlen geben Auskunft über diesen Effekt: Leinsamen 4, Flohsamen mindestens 10, Flohsamenschalen mindestens 40. Die Quellungszahl gibt an, um welchen Faktor sich das Volumen beim Quellen in Wasser vergrößert.

Die Quellungszahl 4 von Leinsamen bedeutet beispielsweise: 1 g Leinsamen ergeben beim Quellen in Wasser nach vier Stunden 4 Milliliter Volumen, bestehend aus Leinsamen inklusive dem anhaftenden Schleim.

Sinnvoll wäre es, bei höheren Quellzahlen wie bei den Flohsamenschalen auch mehr wässrige Flüssigkeit (Wasser, Tee) zuzuführen. Milch eignet sich nicht zur Quellung von Schleimpflanzen.

Sogenannte Anthranoid-Drogen wie Faulbaumrinde, Rhabarberwurzel, Aloe sowie Sennesfrüchte und -blätter sind im Kindesalter nicht geeignet!

Schwitzkuren

Sie sind bei Erkältungen/grippalen Infekten sehr effizient, sollten aber mit Augenmaß und nicht bei bereits hohem Fieber eingesetzt werden. Sie entsprechen in ihrer Dynamik einem „Anheizen" der Körperabwehr. Das starke Schwitzen erzeugt Müdigkeit und Erschöpfung, im Einzelfall kann es eine Kreislaufbelastung darstellen. Daher sind sie für Kleinkinder nicht geeignet.

Vor dem Einschlafen sollten Sie Ihr Kind trinken lassen und ihm danach einen warmen Schlafanzug anziehen und es gut zudecken. Nach einiger Zeit kontrollieren Sie Ihr Kind. Falls es total nassgeschwitzt ist, frottieren Sie es gut ab und geben ihm einen trockenen Schlafanzug. Falls es abgedeckt ist, decken Sie es wieder zu, da sonst Auskühlung droht.

Lindenblütentee

Dieser Tee ist ein Standard bei allen fieberhaften Erkrankungen. Auch als Vorbeugung in Erkältungszeiten und bei Infektanfälligkeit ist er gut geeignet.

Lindenblütentee regt den Stoffwechsel an, fördert das Schwitzen, „treibt die Krankheit heraus".

Keinesfalls darf er bei Säuglingen, Kleinkindern oder stark reduziertem Allgemeinzustand gegeben werden.

Möglichst warm trinken, so steigt das Fieber.

Bei bereits starkem Fieber wird der Tee weniger stark zubereitet (= doppelte Wassermenge oder halbe Teemenge) und nur lauwarm getrunken!

1 TL Lindenblüten + ¼ l kochendes Wasser, 5 Min. ziehen lassen, abseihen. Evtl. etwas Honig und Zitronensaft zugeben.

3–5 × tgl. eine Tasse

Holunderblütentee

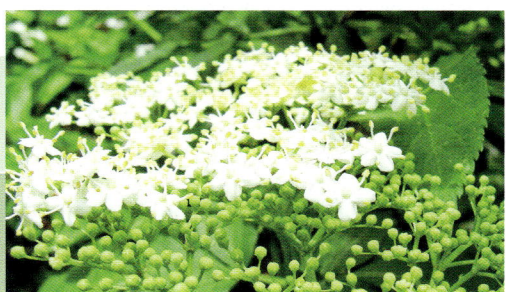

1 TL Holunderblüten
+ ¼ kochendes Wasser,
10 Min. ziehen lassen, abseihen.

3–5 × ½ bis 1 Tasse
(je nach Alter bis bzw.
ab dem 2. Lebensjahr).

Sonnenbrandmittel

Das oberste Behandlungsprinzip ist Kühlung mit kühlenden Umschlägen.

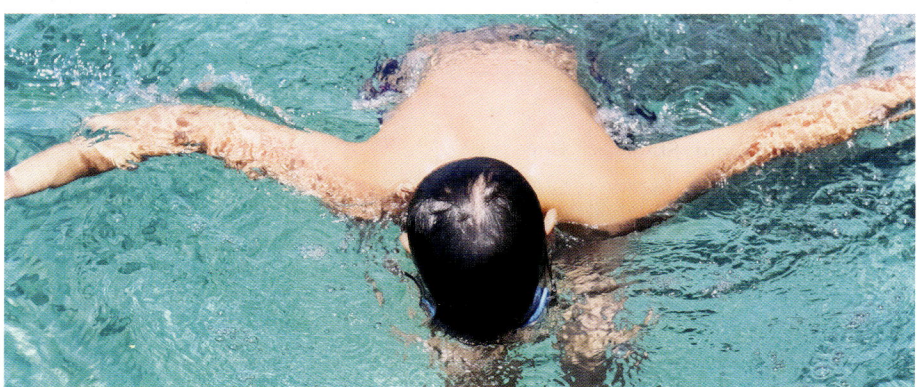

Schwarzer Tee-Umschlag

Man benötigt Kompressen oder dünne Baumwolllappen und 1 l starken schwarzen Tee, der abgekühlt ist.

Die Kompressen oder Baumwolllappen werden mit schwarzem Tee getränkt. Dann auf die juckende bzw. entzündete Hautstelle legen. Der Teeumschlag sollte ca. 10 bis 15 Minuten auf der Haut liegen bleiben. Nach Beendigung des Umschlages die Haut eincremen.

Eichenrinden-Umschlag

5 g Eichenrinde in 1 l Wasser aufkochen, 20 Min. ziehen und abkühlen lassen.

Mit dem Sud getränktes Baumwolltuch für 20 Minuten auflegen.

Kamillenblüten-Umschlag

Rp.	Kamillenblüten Ringelblumenblüten aa ad 100,0	2 EL mit ½ l heißem Wasser übergießen, 10 Min. ziehen lassen, abseihen, abkühlen lassen.
		Kompresse tränken und betroffene Hautstellen 2–3 × in 1 Std. abtupfen.

Tee bei Bettnässen (Enuresis)

Falls psychische Spannungszustände im Hintergrund der Enuresis stehen, können folgende Tees versucht werden:

Rp.	Variante 1 Johanniskraut 20,0 Goldrutenkraut 20,0 Melissenblätter 10,0	1 TL + 1 Tasse heißes Wasser, 10 Min. ziehen lassen, abseihen. 2–3 Tassen tgl.

Rp.	Variante 2 Johanniskraut 10,0 Melissenblätter 20,0 Bitterorangenblüten 10,0 Hopfenzapfen 10,0 Hagebutten 10,0	2 TL + 1 Tasse heißes Wasser (150 ml), 10 Min. ziehen lassen. Kann gegebenenfalls mit Honig gesüßt werden, da Hopfen nicht eben verführerisch schmeckt. Morgens und abends 1 Tasse über 4–6 Wochen.

Tee bei Halsentzündung

Salbei ist grundsätzlich bei allen Entzündungen im Mund und Rachenraum das bestwirksame Pflanzentherapeutikum. Es gilt aber zu bedenken, dass Salbei relativ bitter schmeckt und daher manchmal als unangenehm empfunden wird. Daher nicht zu stark (lange) aufbrühen, sonst lehnen ihn die Kinder ab! Zu starker Salbeitee unterdrückt außerdem die Schweißbildung.

Daher sind hier auch weitere Möglichkeiten angeführt, falls ein Kind den bitteren Geschmack ablehnt.

Einfacher Salbeitee

½ TL getrocknetes Salbeikraut oder einige frische Salbeiblätter in ¼ l kochendes Wasser geben, 10 Min. ziehen lassen, abseihen.

Mindestens einmal stündlich mit einem Schluck des lauwarmen Tees gurgeln, anschließend schlucken.

Weitere Möglichkeiten, die die Apotheke gerne zubereitet:

Rp.	**Variante 1** Kamillenblüten Salbeiblätter aa 15,0 Tausendguldenkraut 20,0	1 TL + 1 Tasse heißes Wasser (150 ml), 10 Min. ziehen lassen. Mehrmals tgl. gurgeln.
Rp.	**Variante 2** Isländisch Moos 10,0 Eibischwurzel 25,0 Süßholzwurzel 10,0 Thymiankraut 30,0 Spitzwegerichkraut 25,0 Fenchelfrüchte angest. 10,0	1 EL + 1 Tasse heißes Wasser (150 ml), 10 Min. ziehen lassen, abseihen. Mehrmals tgl. den Mund spülen und gurgeln.

Tee bei Husten/Erkältung

Hustentees

Huflattichtee

Huflattich hilft bei allen Arten von Husten, inkl. spastische Bronchitis und Keuchhusten. Die Wirkung ist sowohl krampflösend als auch sekretionsfördernd.

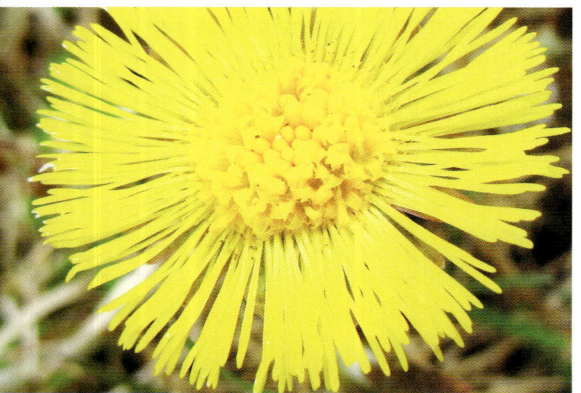

Umfassend wirkt folgende Mischung:

Rp.	Huflattichblätter 10,0 Lindenblüten 10,0 Thymian 10,0 Melisse 10,0 Spitzwegerich 10,0

2 TL + ¼ l kochendes Wasser, 10 Min. ziehen lassen, abseihen.

3–5 x tgl. ½ Tasse warm schluckweise trinken.

Spitzwegerichtee

Spitzwegerich wirkt vor allem bei trockenem Husten (katarrhischer Beginn der Erkältung) exzellent sekretlösend.

1 TL Spitzwegerichblätter + ¼ l kochendes Wasser, 5 Minuten ziehen lassen, abseihen.

3–5 Tassen tgl. in kleinen Schlucken mit Honig gesüßt.

Thymiankrauttee

2 TL Thymiankraut + ¼ l kochendes Wasser, 10 Min. ziehen lassen, abseihen.

3–5 × ½–1 Tasse (je nach Alter) langsam trinken.

Bronchitis ohne Fieber

Rp.	Huflattichblätter 20,0 Fenchelfrüchte 10,0 Thymiankraut 20,0	2 TL + ¼ l kochendes Wasser, 10 Min. ziehen lassen, abseihen, mit Honig süßen.
		3 Tassen pro Tag schluckweise trinken.

Fieberhafte Bronchitis

Rp.	Huflattichblätter 20,0 Fenchelfrüchte 10,0 Thymiankraut 20,0 Holunderblüten 10,0 Lindenblüten 10,0	2 TL + ¼ l kochendes Wasser, 10 Min. ziehen lassen, abseihen, mit Honig süßen.
		3 Tassen tgl. schluckweise trinken.

Reizhusten

Rp.	Anisfrüchte 10,0 Eibischwurzel 10,0 Holunderblüten 10,0 Schlehenblüten 30,0	1 TL + ¼ l kochendes Wasser, 5 Minuten ziehen lassen, abseihen.
		3 Tassen tgl. schluckweise trinken.

Mögliche Maßnahmen

„Blauer" Tee

Die spannende blaue Farbe kommt von den Malvenblüten, diese Mischung ist besonders schleimhautschützend.

Rp.	Eibischblatt 20,0 Eibischwurzel 55,0 Islandflechte 20,0 Malvenblüte 5,0	1 EL mit 150 ml (entspr. 1 Tasse) zimmertemperiertem Wasser übergießen und unter gelegentlichem Umrühren 1 bis 2 Stunden stehen lassen, anschließend abseihen. Am besten ist es, den Tee jeweils frisch zuzubereiten. Soll ein Vorrat für einen ganzen Tag bereitet werden, so wird jeweils die vierfache Menge (4 Esslöffel Teemischung, 600 ml Wasser) genommen. Aufbewahrung in einer gut verschlossenen Thermoskanne.
		Der Tee soll erwärmt (nicht heiß) und schluckweise bei Bedarf getrunken werden.

„Entzündungstee"

Diese Mischung wirkt besonders entzündungshemmend und schleimlösend.

Rp.	Eibischblatt 50,0 Spitzwegerichblatt 40,0 Königskerzenblüte 10,0	1 EL mit 150 ml (entspr. 1 Tasse) zimmertemperiertem Wasser übergießen und unter gelegentlichem Umrühren 1 bis 2 Stunden stehen lassen, anschließend abseihen. Am besten ist es, den Tee jeweils frisch zuzubereiten. Soll ein Vorrat für einen ganzen Tag bereitet werden, so wird jeweils die vierfache Menge (4 Esslöffel Teemischung, 600 ml Wasser) genommen. Aufbewahrung in einer gut verschlossenen Thermoskanne.
		Der Tee soll erwärmt (nicht heiß) und schluckweise bei Bedarf getrunken werden.

Krampflösender Tee (nach phytotherapie.at)

| Rp. | Süßholzwurzel 30,0
Thymian 30,0
Fenchel 20,0
Spitzwegerichblatt 20,0 | 1 EL und 150 ml (entspr. 1 Tasse) kochendes Wasser unter gelegentlichem Umrühren 10 Minuten bedeckt ziehen lassen, anschließend abseihen. Am besten ist es, den Tee jeweils frisch zuzubereiten. Soll ein Vorrat für einen ganzen Tag bereitet werden, so wird jeweils die vierfache Menge (4 Esslöffel Teemischung, 600 ml kochendes Wasser) genommen. Aufbewahrung in einer gut verschlossenen Thermoskanne. |
| | | Der Tee soll warm (nicht heiß) und schluckweise bei Bedarf getrunken werden. |

Tee bei Keuchhusten

| Rp. | Variante 1

Thymiankraut
Sonnentaukraut
gequetschte Anisfrüchte
    aa 30,0 |

1 TL + 1 Tasse heißes Wasser (150 ml), 20 Min. ziehen, abseihen.

Lauwarm schluckweise trinken.

Mögliche Maßnahmen

Rp.	Variante 2	1 TL + 1 Tasse (150 ml) heißes Wasser 10 Min. ziehen lassen, abseihen.
	Süßholzwurzel 20,0 Huflattichblätter 20,0 Spitzwegerichkraut 20,0 Thymiankraut 10,0 Lindenblüten 10,0 Schlüsselblumenblüten 10,0	
		Lauwarm schluckweise trinken.

Tee bei Magen-Darm-Beschwerden

Bei Durchfall ist das wichtigste Ziel immer der rasche Flüssigkeitsersatz und der Ersatz von Mineralsalzen (Elektrolyten) – siehe auch ⊃ Elektrolytlösungen. Je kleiner das Kind, desto bedrohlicher sind Durchfälle einzustufen. Bei Säuglingen kann binnen Kurzem eine lebensbedrohliche Situation entstehen, die das Aufsuchen einer Klinik erforderlich macht. Als Test gilt das Aufziehen einer Hautfalte. Legt sich die Haut nicht sofort wieder zurück, dann ist dringend ärztliche Hilfe erforderlich.

Daneben helfen verschiedene Tees, um die Situation wieder zu normalisieren:

Brombeertee

2 TL Brombeerblätter + ½ l kochendes Wasser 10 Min. ziehen lassen, abgießen.

Bis zu 1 l Tee schluckweise trinken.

Heidelbeertee (bei Durchfall)

5 TL getrocknete Heidelbeeren in ½ l kaltem Wasser ansetzen, zum Kochen bringen, 10 Min. kochen lassen, abseihen.

3 × tgl. eine Tasse.

Kamillenblütentee (Darmberuhigung)

2 TL Kamillenblüten auf 1 Tasse Wasser (150 ml), heiß überbrühen, 10 Minuten bedeckt ziehen lassen.

Ungesüßt warm (nicht heiß!), langsam und schluckweise trinken.

Pfefferminzblättertee (Darmberuhigung)

1–2 TL Pfefferminzblätter + ¼ l kochendes Wasser 10 Min. ziehen lassen.

Langsam schluckweise trinken.

Weitere Maßnahmen

Größere Kinder können bei Durchfall 3–5 getrocknete Heidelbeeren langsam kauen, gut durchspeicheln, damit sich die Wirkstoffe lösen können.

Tee zur Appetitanregung (nach Bäumler)

Grundsätzlich stellen Tees hier keine „Lösung des Problems" dar, sind aber erlaubte Hilfsmittel.

Rp.	Variante 1	1 TL + 1 Tasse heißes Wasser (150 ml) 10 Min. ziehen lassen, abseihen.
	Tausendguldenkraut Schafgarbenkraut Pfefferminzblätter aa 20,0	Vor dem Essen kalt oder lauwarm trinken.

Rp.	Variante 2	1 gehäufter Löffel + ¼ l heißes Wasser, 5 Min. ziehen lassen.
	Bitterorangenschale Tausenguldenkraut Hagebuttenfrüchte aa ad 30,0	1 Tasse ½ Std. vor dem Essen.

Rp.	Variante 3	1 EL + 1 Tasse heißes Wasser, 5 Min. ziehen lassen, abseihen.
	Pfefferminzblätter 15,0 Bitterorangenschale 15,0 Tausendguldenkraut 8,0 Süßholzwurzel 2,0	3 × tgl. 1 Tasse ½ Std. vor dem Essen.

Tee zur Steigerung der Körperabwehr

Rp.	Variante 1	1 gehäufter TL + 1 Tasse heißes Wasser (150 ml) 10 Min. ziehen lassen.
	Augentrostkraut 20,0 Hagebuttenschalen 20,0 Fenchelfrüchte gest. 10,0	2–3 × tgl. 1 Tasse.

Rp.	Variante 2	1 EL + ¼ l heißes Wasser 10 Min. ziehen lassen.
	Augentrostkraut 20,0 Holunderblüten 20,0 Thymiankraut 10,0 Mädesüßblüten 10,0	Mehrmals tgl. eine Tasse.

Versorgung von Insektenstichen

Hier ist anzumerken, dass sich die Situation bei Insektenstichen insofern verändert hat, als diese allgemein aggressivere Reaktionen hervorrufen. Auch das Bedrohungsbild hat sich verändert. So kann etwa der Erreger der Borreliose mittlerweile durchaus auch von anderen Insekten als Zecken übertragen werden. Daher sollte grundsätzlich jeder Insektenstich diesbezüglich beobachtet werden.

Das wesentliche Prinzip ist Kühlung, und man wird dazu nehmen, was eben gerade zur Hand ist.

Als „kühlende Auflagen aus der Küche" helfen akut:

- Zwiebel-,
- Apfel-,
- Kartoffel- oder
- Zitronenscheiben.

Der Garten bietet:

Arnikablüten-Umschlag

Als Umschlag unverdünnt auflegen. Dazu die Blüten direkt auf die Haut und mit einem kühlen feuchten Tuch umwickeln. Darüber ein trockenes Handtuch. ½ Std. belassen. Bei Bedarf wiederholen.

Calendula-Umschlag

Calendula-Essenz (Ringelblume) 1:9 mit Wasser verdünnen, getränktes Tuch auflegen. Darüber ein trockenes Handtuch. ½ Std. belassen. Bei Bedarf wiederholen.

Gewürznelkenöl

Entzündungshemmend sowie lokal betäubend, unverdünnt auftragen.

Pfefferminzöl

Wirkt kühlend sowie lokal betäubend.

Ergänzend kann man entzündungshemmende Pflanzen nutzen:

- Spitzwegerichblätter
- Efeublätter
- Gänseblümchen
- Bärlauchblätter

Die Pflanze zerreiben und auflegen oder den gepressten Pflanzensaft aufträufeln. Die in der Volksheilkunde behauptete Wirkung wurde aber bislang wissenschaftlich nicht belegt.

199

Topfenwickel

Diese Anwendung ist bei vielen Stichen oder starker Reaktion angezeigt.

Mageren Topfen in dünnes Bauwolltuch einschlagen und auflegen. Darüber ein trockenes Handtuch. ½ Std. belassen. Bei Bedarf wiederholen.

ACHTUNG:

Kommt es zu hohem Fieber, starken Schmerzen, andauernder Schwellung über mehr als 48 Stunden, Verfärbung oder Bildung eines roten Ringes mit weißem Zentrum an der Einstichstelle ist ärztliche Hilfe in Anspruch zu nehmen, da der Verdacht einer Infektion nahe liegt. Hier ist nach den geltenden medizinischen Standards unbedingt eine **Antibiotikatherapie** erforderlich! Wenn diese unterbleibt, ist mit massiven Komplikationen zu rechnen.

Zwiebelwickel am Ohr

Variante 1

Eine Zwiebel in kleine Stückchen hacken, diese in ein dünnes Taschentuch einschlagen und über Wasserdampf erwärmen. Dann das Zwiebelpaket auf das schmerzende Ohr des Kindes legen, und zwar so, dass auch der Knochenanteil hinter dem Ohr bedeckt ist. Mit einem Tuch, Mützchen oder Stirnband fixieren.

Variante 2

Eine andere Methode besteht darin, das Zwiebelpäckchen ungewärmt an das Ohr zu legen und dann eine Wärmeflasche darüber. Das empfinden viele Kinder jedoch als unangenehm.

Maximal dreimal am Tag wiederholen und 1–2 Stunden am Ohr belassen. Manche Kinder schlafen damit auch gerne ein, weil er eine schnelle Schmerzlinderung bewirkt.

Es stimmt natürlich nicht, dass der Zwiebelwickel „Giftstoffe aus dem Körper" herauszieht. Seine lindernde Wirkung beruht auf der Wärmewirkung.

Alternativ können auch warme gekochte Kartoffel eingeschlagen oder erwärmte Kirschkernsäckchen aufgelegt werden.

Eigene Ergänzungen

Pflanzen-
porträts

Vorbemerkung

Sehr viele potentielle Heilpflanzen werden heute laufend intensiv beforscht. Bei einigen weiß man bereits extrem gut Bescheid. Die Analyse ist schwierig und extrem aufwändig. Im Gegensatz zu einem industriellen Medikament, das nur eine einzige Substanz enthält, handelt es sich bei Heilpflanzen um sogenannte „Extrakte", die aus einer Fülle von Wirkkomponenten bestehen. Sie sind nur unter Einsatz höchsten technischen Aufwandes schlüssig analysierbar.

Viele Faktoren wie klimatische Rahmenbedingungen, Regenmenge, Sonnenmenge, Standort/Bodenqualität, Erntezeitpunkt, Lagerung u.a. beeinflussen zudem den tatsächlichen Wirkstoffgehalt der Pflanzen.

Die Porträts sollen kurz skizzieren, wie vielseitig die Pflanzenkomponenten sind, aber auch verdeutlichen, dass die Pflanzenmedizin keinesfalls als Spielwiese für ungeschulte, selbsternannte „Heiler" verkannt werden darf, sondern es sich um hoch effiziente Wirkstoffe handelt, mit denen im Extremfall durch Unkenntnis oder Fahrlässigkeit auch grober Schaden angerichtet werden kann. Es werden hier nur jene Pflanzen dokumentiert, die in den Rezepturen erwähnt sind. Falls Porträts scheinbar fehlen, handelt es sich um sogenannte Geschmackskorrigenzien.

Die Porträts sind gekürzte, vereinfachte Versionen und im Wesentlichen an das Buch *S. Bäumler: Heilpflanzenpraxis heute* angelehnt. Es ist möglich, dass in Einzelfällen aktuell neue Erkenntnisse gewonnen wurden. Daher kann und soll es keinen Anspruch auf Vollständigkeit geben.

Warnhinweis

Im Umgang mit pflanzlichen Heilmitteln sollte immer an das potentielle Risiko einer allergischen Reaktion gedacht werden, wie sie etwa von den Korbblütlern (z.B. Kamille, Gänseblümchen) bekannt ist. Derartige Reaktionen können relativ harmlos sein, aber im Extremfall auch zu einem lebensbedrohlichen anaphylaktischen Schock führen.

Anmerkungen

Kommission E ist eine selbstständige, wissenschaftliche Sachverständigenkommission für pflanzliche Arzneimittel des ehemaligen Bundesgesundheitsamtes (BGA) und des heutigen Bundesinstituts für Arzneimittel und Medizinprodukte (BfArM) in Deutschland. Diese Kommission berät das Bundesinstitut für Arzneimittel und Medizinprodukte in der Regel bei der Zulassung von traditionellen

Arzneimitteln und von Arzneimitteln der besonderen Therapierichtungen. In den Jahren von 1978 (Inkrafttreten des neuen Arzneimittelgesetzes) bis 1994 bestand die Aufgabe der Kommission E darin, wissenschaftliches und erfahrungsheilkundliches Material zu erwünschten und unerwünschten Wirkungen pflanzlicher Arzneidrogen zu verfassen. Daraus wurden die bis heute gültigen Monografien erstellt, die als Grundlage für die Neuzulassung und Nachzulassung pflanzlicher Arzneimittel gelten.

ESCOP (European Scientific Cooperative on Phytotherapy) wurde 1989 als Dachorganisation der nationalen europäischen Gesellschaften für Pflanzenmedizin und Phytotherapie gegründet, speziell für deren Auseinandersetzung mit den Registrierungsbehörden. Sie erstellt vor allem wissenschaftliche Überblickswerke zum therapeutischen Nutzen von Pflanzen auf Basis gesamteuropäischer Expertisen.

Die Heilpflanzen in alphabetischer Reihenfolge

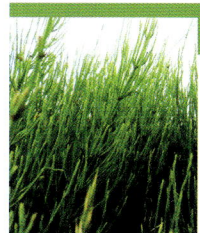

Ackerschachtelhalm

Familie: Schachtelhalmgewächse (Equisetaceae)
Positiv-Monografie der Kommission E
Enthält: Kieselsäure, Flavonoide u.a.
Nebenwirkungen: keine bekannt
Kontraindikationen: eingeschränkte Herz- oder Nierenfunktion
Wirkung: diuretisch (harnflussfördernd)
Volkstum: „Zinnkraut"

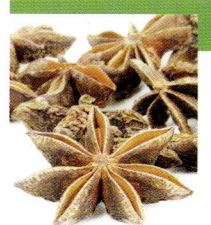

Anis

Familie: Doldenblütler (Apiaceae)
Positiv-Monografie der Kommission E und der ESCOP
Enthält: ätherisches Öl, Estragol, Anisaldehyd, Flavonglykoside u.a.
Nebenwirkungen: Gelegentlich allergische Erscheinungen der Haut, der Atemwege und des Magen-Darm-Trakts. Bei unsachgemäßer Lagerung kann es über eine Selbstkondensation von Anethol zu „Photoanethol" östrogenartig wirken.

Kontraindikationen: Allergie gegen Anis und Anethol

Wirkung: sekretionsfördernd bei Speichel und Magensaft, sekretomotorisch am Darmtrakt, geringer krampflösend als Fenchel oder Kümmel, erweiternd auf die Atemwege, antibakteriell, fungizid, insektizid, entzündungshemmend, krebshemmend

Arnikablüten

Familie: Korbblütler (Asteraceae)

Positiv-Monografie der Kommission E und der ESCOP für äußerliche Anwendung

Enthält: Bitterstoffe, Flavonoide, Procyanidine, Phenolcarbonsäuren, ätherisches Öl, Polysaccharide, Cumarine u.a.

Nebenwirkungen: Bei längerer Anwendung an geschädigter Haut kommt es relativ häufig zu ödematöser Hautentzündung mit Bläschenbildung, evtl. Ekzembildung, bei hoher Dosierung toxische Hautreaktionen.

Kontraindikationen: bekannte Korbblütlerallergie

Wirkung: stark entzündungshemmend (hemmt Histaminfreisetzung aus Mastzellen sowie Serotoninfreisetzung aus Thrombozyten, Hemmung der Thromboxan-B_2-Bildung, Hemmung der Leukozytenwanderung), abschwellend, schmerzstillend (stärker als Indomethacin)

Volkstum: im Frühmittelalter erstmals beschrieben, Schutz vor Blitzschlag

Augentrostkraut

Familie: Braunwurzgewächse (Scrophulariaceae)

Null-Monografie der Kommission E – keine wissenschaftlichen Anhaltspunkte für die behaupteten Wirkungen

Enthält: Iridoglykoside, Lignane, Phenylpropangykoside, Flavonoide, Phenolcarbonsäuren, Cumarine u.a.

Nebenwirkungen & Kontraindikationen: keine bekannt

Wirkung: entzündungshemmend, leberschützend

Baldrian(wurzel)

Familie: Baldriangewächse (Valerianaceae)

Positiv-Monografie der Kommission E, ESCOP und WHO

Enthält: Valepotriate (bizyklische Monoterpene), Valerensäuren, hydrophiles Lignan (Olivilderivat) u.a.

Nebenwirkungen & Kontraindikationen: keine bekannt

Wirkung: greift am zentralnervösen Adenosin-1-Rezeptor an und hemmt dadurch dessen postsynaptisches Potenzial, psychisch ausgleichend, thymoleptisch (stimmungshebend), Beeinflussung der GABA-Benzodiazepin- und Adenosin-Rezeptoren und damit Hemmung des GABA-Abbaus, zentralnervös dämpfend, spasmolytisch, muskelrelaxierend

Volkstum: „Elfenkraut", antidämonisch, *„Baldrian, Dost und Dill, kann die Hex nicht, wie sie will!"*

Bärlauchblätter

Familie: Lauchgewächse (Alliaceae)

Keine Monografie – überlieferte Wirkungen nicht ausreichend wissenschaftlich belegt

Enthält: schwefelhaltige Verbindungen wie Aliin/Alicin, Gamma-Glutamylpeptide u.a., Flavonoide, Spuren von Prostaglandinen, Lektine u.a.

Nebenwirkungen & Kontraindikationen: keine bekannt

Wirkung: blutdrucksenkend, entzündungshemmend

Volkstum: bereits bei den Römern als „magenreinigendes" Mittel eingesetzt

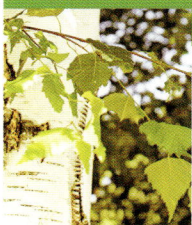

Birkenblätter

Familie: Birkengewächse (Betulaceae)

Positiv-Monografie der Kommission E und der ESCOP

Enthält: Flavonoide, Tripertensaponine, Gerbstoffe, Ascorbinsäure, Phenolcarbonsäuren u.a.

Nebenwirkungen: keine für die Blätter

Kontraindikationen: nicht bei verminderter Herz- oder Nierenleistung

Wirkung: mild harntreibend, mild fiebersenkend
Volkstum: Frühlingsbaum

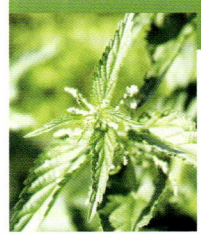

Brennnesselblätter

Familie: Brennnesselgewächse (Urticaceae)
Positiv-Monografie der Kommission E, der ESCOP und der WHO
Enthält: Phenolcarbonsäuren, Flavonoide, Cumarine, Chlorophylle, Carotinoide, Eisen, Kieselsäure u.a.
Nebenwirkungen: keine bei der Blattdroge
Kontraindikationen: eingeschränkte Herz- oder Nierenfunktion für die Blattdroge
Wirkung: entzündungshemmend (Hemmung der Leukotrien- und Prostaglandinsynthese, Hemmung der Infiltration und Aktivität immunkompetenter Zellen in entzündetem Gewebe), vermehrte Ausscheidung von Harnsäure, Anregung des Körperstoffwechsels, Erhöhung des Harnvolumens, zahlreiche weitere Effekte wie Immunmodulation, Hemmung der Aromatase in der Prostata, antitumoröse oder antivirale Wirkung noch im Forschungsstadium
Volkstum: bei den Germanen als „Donnernessel" dem Gewittergott Donar/Thor gewidmet

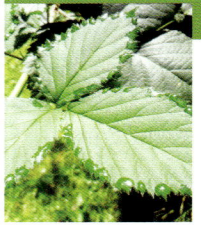

Brombeerblätter

Familie: Rosengewächse (Rosaceae)
Positiv-Monografie der Kommission E
Enthält: Gerbstoffe, Flavonoide, Pflanzensäuren, Triterpensäuren u.a.
Nebenwirkungen & Kontraindikationen: keine bekannt
Wirkung: an Schleimhäuten adstringierend
Volkstum: Verwendung seit der Jungsteinzeit

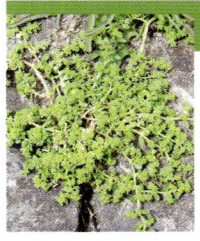

Bruchkraut

Familie: Nelkengewächse (Caryophyllaceae)
Positiv-Monografie der Kommission E
Enthält: Triterpensaponine, Flavonoide, Cumarine u.a.
Nebenwirkungen & Kontraindikationen: keine bekannt
Wirkung: krampflösend in den Harnwegen

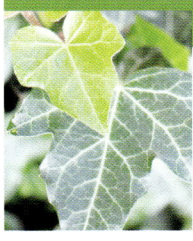

Efeublätter

Familie: Araliengewächse (Araliaceae)

Positiv-Monografie der Kommission E und der ESCOP

Enthält: Tripertensaponine, Flavonglykoside, Phenolcarbonsäuren, ätherisches Öl u.a.

Nebenwirkungen: allergische Kontaktdermatitis, bei Einnahme höherer Dosierungen Benommenheit, Herzrasen, Kopfschmerz, Übelkeit, Erbrechen, selten Durchfall

Kontraindikationen: keine bekannt

Wirkung: antimikrobiell, antimykotisch, spasmolytisch, schleimlösend, auswurffördernd, entzündungshemmend, potentiell zytotoxisch gegen Tumorzellen

Volkstum: Symbol der Treue über den Tod hinaus

Eiche/Eichenrinde

Familie: Buchengewächse (Fagaceae)

Positiv-Monografie der Kommission E (Eichenrinde)

Enthält: Gerbstoffe (bes. Catechin), Flavonoide (bes. Querce-
tin), Triterpene u.a.

Nebenwirkungen: keine bekannt

Kontraindikationen: keine äußerliche Anwendung bei groß-
flächigen Ekzemen und Hautverletzungen

Wirkung: adstringierend/gefäßverengend, juckreizstillend, antibakteriell (S.
aureus, S. epdermidis), systemisch mild entzündungshemmend, antiviral (Herpes, Influenza-Viren), antihelmintisch (gegen Würmer), lokal entzündungshemmend

Volkstum: seit frühester Zeit hohe symbolisch mythologische Bedeutung

Fenchel

Familie: Doldenblütler (Apiaceae)

Positiv-Monografie der Kommission E und der ESCOP

Enthält: ätherische Öle (besonders trans-Anethol und Fen-
chon), Hydroxyzimtsäurederivate, Flavonoide, Spuren von
Cumarinen und Furanocumarin u.a.

Nebenwirkungen: seltene allergische Reaktionen von Haut
und Atemwegen bekannt

Kontraindikationen: in der Schwangerschaft nur als Tee empfehlenswert
Wirkung: Magen-/Darmbeschwerden (insbesondere bei Säuglingen: Durchfall, Verdauungsstörungen, Krämpfe, Blähungen), Inhalation des Öls bei Atemwegserkrankungen

Gewürzsumach

Familie: Sumachgewächs (Anacardiaceae)
Keine Positiv-Monografien
Enthält: Gerbstoffe, Phenylglykoside, komplexes ätherisches Öl, Tripertene, Steroide u.a.
Nebenwirkungen & Kontraindikationen: keine bekannt
Wirkung: antimikrobiell, antiviral, entzündungshemmend

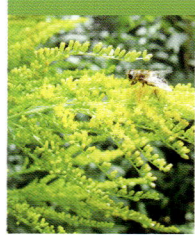

Goldrute

Familie: Korbblütler (Asteraceae)
Positiv-Monografie der Kommission E und der ESCOP
Enthält: Flavonoide, Phenylglykoside (v.a. Leiocarposid, Virgaureosid), Gerbstoffe, ätherisches Öl u.a.
Nebenwirkungen: keine bekannt
Kontraindikationen: nicht bei eingeschränkter Herz- oder Nierenleistung
Wirkung: entzündungshemmend, harntreibend
Volkstum: erstmalig ab dem 16. Jh. in Verwendung

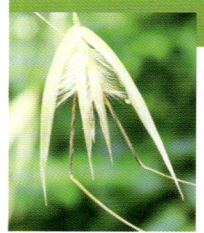

Haferfrüchte

Familie: Süßgrasgewächs (Poaceae)
Keine Monografie zu den Früchten
Enthält: Haferöl, Cumarine, Sterine, Flavonoide, Saponine u.a.
Nebenwirkungen & Kontraindikationen: keine bekannt
Wirkung: schlaffördernd, mild beruhigend
Volkstum: erste Erwähnung in der Antike bei Dioskurides

Hauhechel

Familie: Schmetterlingsblütler (Fabaceae)

Positiv-Monografie der Kommission E und der ESCOP

Enthält: Isoflavonoide, Tripertene, Gerbstoffe, Medicarpin u.a.

Nebenwirkungen & Kontraindikationen: keine bekannt

Wirkung: entzündungshemmend, harntreibend

Volkstum: Wirkung seit der Antike bekannt

Heidelbeeren

Familie: Heidekrautgewächse (Ericaceae)

Positiv-Monografie der Kommission E und der ESCOP für die getrockneten Früchte

Enthält: Gerbstoffe, Anthocyanidine, Flavonoide, Phenolcarbonsäuren, Myrtin u.a.

Nebenwirkungen: für die Früchte keine bekannt

Kontraindikationen: keine bekannt

Wirkung: adstringierend, verstopfend, antiseptisch, gefäßschützend, plättchenaggregationshemmend, cholesterinsenkend

Volkstum: Erwähnung im Altertum bei Dioskurides

Holunderblüten

Familie: Geißblattgewächse (Araceae)

Positiv-Monografie der Kommission E, der ESCOP und der WHO

Enthält: Flavonoide, Hydroxyzimtsäurederivate, Gerbstoffe, Phytosterine, Schleimstoffe, Triterpene, Glykoside u.a.

Nebenwirkungen: keine bei lokaler Anwendung

Kontraindikationen: keine bekannt

Wirkung: schweißtreibend (Glykoside), sekretolytisch, Mobilisierung der unspezifischen Körperabwehr, leicht harntreibend

Volkstum: Verwendung seit der Steinzeit

Hopfen

Familie: Hanfgewächse (Cannabaceae)
Positiv-Monografie der Kommission E und der ESCOP
Enthält: Hopfenbitterstoffe, Lupulon, Humulon, ätherisches
Öl, Gerbstoffe, Flavonoide, Phenolcarbonsäure u.a.
Nebenwirkungen & Kontraindikationen: keine bekannt
Wirkung: sedierend, schlaffördernd (v.a. Einschlafphase),
Magen- und Verdauungsstimulierung, antibakteriell, Hemmung von Diacylgly-
cerol-Acylteansferase (dieses Enzym ist für die Bildung von Triglyceriden verant-
wortlich (Xanthohumol & Xanthohumol B)), Wachstumshemmung bestimmter
Krebszellen, wie z.B. Brustkrebs (prenylierte Flavonoide)
Volkstum: „Fruchtbarkeitspflanze" („Bock-Bier")

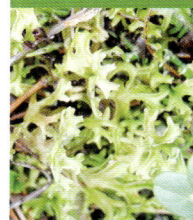

Isländisch Moos

Familie: Schlüsselflechte (Parmeliaceae)
Positiv-Monografie der Kommission E und der ESCOP
Enthält: Schleimstoffe (50–70 %), Lichenin, Flechtensäure u.a.
Nebenwirkungen & Kontraindikationen: keine bekannt
Wirkung: schleimhautfilmbildend, reizmildernd/beruhigend,
mild antibiotisch, immunstimulierend

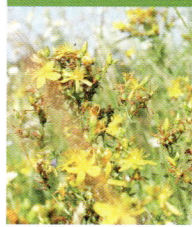

Johanniskraut

Familie: Johanniskrautgewächse (Hypericaceae)
Positiv-Monografie der Kommission E, ESCOP und WHO
Enthält: Anthracenderivate, Phloroglucinderivate (Hyperfo-
rin), Flavonolgycoside
Nebenwirkungen: bei hellhäutigen Menschen erhöhte Licht-
empfindlichkeit möglich – UV-Strahlen meiden. Selten: Ma-
genbeschwerden, Hautausschlag, Juckreiz.
Wirkung:

■ **Industrielles Fertigpräparat:** In entsprechender Konzentration ein
   zugelassenes Anti-Depressivum, das im Nervensystem zu einer Erhöhung
   der Signalsubstanzen Noradrenalin, Serotonin und Dopamin führt. Weiters
   Beeinflussung der postsynaptischen Sertotoninrezeptoren und Einfluss auf
   glutaminerge und GABA-Rezeptoren. Steigerung der Melatoninsynthese und
   damit fördernde Wirkung auf den antidepressiven Effekt des Sonnenlichts.

- **Allgemeine Wirkungen**: mild sedierend und angstlösend, Steigerung der kognitiven Leistungsfähigkeit.
- **Johanniskrautöl**: durchblutungsfördernd, antibakteriell (auch gegen multiresistente Staphylkokokken!) und antiviral, schmerzlindernd nach stumpfen Verletzungen, entzündungshemmend.

Kalmus

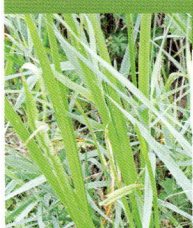

Familie: Aaronstabgewächse (Araceae)

Keine Monografie – somit keinerlei gesicherte wissenschaftliche Nachweise der Wirkung

Enthält: Bitterstoffe (Acorin), ätherisches Öl (besonders β-Asaron u.a.) u.a.

Nebenwirkungen & Kontraindikationen: keine bekannt

Wirkung: durchblutungsfördernd auf Magen-Darm-Schleimhaut, sekretionsfördernd im Magen-Darm-Trakt, appetitanregend, krampflösend, angstlösend (nur europäischer Kalmus)

Kamille

Familie: Korbblütler (Asteraceae)

Positiv-Monografie der Kommission E, der ESCOP und der WHO

Enthält: ätherisches Öl, Flavonoide, Schleimstoffe, Cumarine, Hydroxyzimtsäurederivate u.a.

Nebenwirkungen & Kontraindikationen: keine bekannt

Wirkung: entzündungshemmend (Hemmung der Bildung und Freisetzung von Entzündungsmediatoren inkl. des Histamins aus den Mastzellen), spasmolytisch, bakteriostatisch, bakterizid, fungizid, entzündungshemmend an Schleimhäuten

Volkstum: Seit der Antike in Verwendung, im Mittelalter in Vergessenheit geraten, ab 1500 in allen wichtigen Werken vertreten.

Königskerzenblüten

Familie: Braunwurzgewächse (Scrophulariaceae)

Positiv-Monografie der Kommission E

Enthält: Schleimstoffe, Flavonoide, Kämpferol, Rutosid, Kaffeesäurederivate, Triterpensaponine u.a.

Nebenwirkungen & Kontraindikationen: keine bekannt

Wirkung: schleimbildend, mild auswurffördernd, möglicherweise antiviral
Volkstum: bereits in der Antike bei Hippokrates erwähnt

Koriander

Familie: Doldenblütler (Apiaceae)
Positiv-Monografie der Kommission E
Enthält: ätherisches Öl (bes. Linalool), fettes Öl, Flavonoide,
Tripertene, Hydroxycumarine u.a.
Nebenwirkungen & Kontraindikationen: keine bekannt
Wirkung: fördert Speichelfluss, sekretionsfördernd im Magen-
Darm-Trakt, appetitanregend, leicht krampflösend, antibakteriell, antimykotisch

Kümmel

Familie: Doldenblütler (Apiaceae)
Positiv-Monografie der Kommission E und der ESCOP
Enthält: ätherisches Öl, Carvon, Limonen, Flavonoide, Phe-
nylcarbonsäuren, Cumarine u.a.
Nebenwirkungen: bei Überdosierung möglicherweise zen-
trale Erregung, Schwindel u.Ä.
Kontraindikationen: keine bekannt
Wirkung: durchblutungsfördernd auf Magen-Darm-Schleimhaut, krampflösend,
sekretionsfördernd im Magen-Darm-Trakt, appetitanregend, antimikrobiell
Volkstum: Schutz von kleinen Kindern vor unruhestiftenden Dämonen

Lavendel

Familie: Lippenblütler (Lamiaceae)
Positiv-Monografie der Kommission E
Enthält: Monoterpene, Lamiaceengerbestoffe, Flavonoide,
Phytosterole, Hydrocumarine
Nebenwirkungen & Kontraindikationen: keine bekannt
Lavendelblüten – Wirkung: zentralnervös beruhigend, ent-
spannend, leicht sedativ, gallestimulierend & galleflussfördernd
Lavendelöl – Wirkung: antimikrobiell (z.B. E. coli, Staph. aureus, Bacillus subti-
lis), entzündungshemmend, fungizid (gegen Pilze oder ihre Sporen, z.B. Candi-
da albicans), Insektizid, Akarizid (gegen Milben und Zecken)

Volkstum: „Muttergottespflanze", Schutz gegen Hexen und Teufel, tötet „unkeusche Gelüste" ab.

Linde

Familie: Lindengewächse (Tiliaceae)
Positiv-Monografie der Kommission E
Enthält: Flavonoide, Schleimstoffe, Gerbstoffe, Kaffeesäurederivate, Phenolcarbonsäure u.a.
Nebenwirkungen & Kontraindikationen: keine bekannt
Wirkung: fiebersenkend, schwach krampflösend, schwach hustendämpfend
Anmerkung: Schweißtreibende Stoffe wurden konkret nie nachgewiesen, der bekannte Effekt des Lindenblütentees beruht somit vorwiegend auf dem Wärmereiz, der am Morgen von geringer Auswirkung ist, am Abend jedoch deutlich schweißtreibend.
Volkstum: heiliger Baum bei Germanen und Slawen

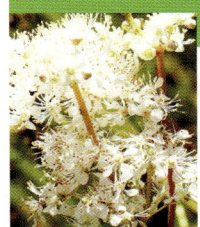

Mädesüßblüten

Familie: Rosengewächse (Rosaceae)
Positiv-Monografie der Kommission E und der ESCOP
Enthält: Phenolglykoside, Salicylaldehyd, Gerbstoffe, Flavonoide, Schleimstoffe u.a.
Nebenwirkungen & Kontraindikationen: keine bekannt
Wirkung: fiebersenkend, entzündungshemmend (Hemmung der Cyclooxygenase und des Komplementsystems), antimikrobiell
Volkstum: heilige Pflanze keltischer Druiden

Malve (Eibisch)

Familie: Malvengewächse (Malvaceae)
Positiv-Monografie der Kommission E
Enthält: Schleimstoffe, Gerbstoffe, Flavonoide (bes. Malvin) u.a.
Nebenwirkungen & Kontraindikationen: keine bekannt
Wirkung: reizlindernd, schleimhautschützend/schleimbildend

Melisse

Familie: Lippenblütler (Lamiaceae)
Positiv-Monografie der Kommission E, ESCOP und WHO
Enthält: ätherische Öle, Lamiaceengerbstoffe (bes. Rosmarin-
säure), Flavonoide & Tripertene
Nebenwirkungen & Kontraindikationen: keine bekannt
Wirkung: mild sedierend/beruhigend, krampflösend, anti-
ulzerogen, antioxidativ, antiviral, antimikrobiell

Niauli

Familie: Myrtengewächse (Myrtaceae)
Positiv-Monografie der Kommission E für Niauliöl
Enthält: ätherisches Öl (bes. Cineol, Nerolidol, Linalool) u.a.
Nebenwirkungen: nach Einnahme Übelkeit und Erbrechen bzw.
Durchfall, bei Überdosierung lebensbedrohliche Vergiftungen
Kontraindikationen: bei Säuglingen und Kleinkindern das Öl
nicht im Bereich der Nase auftragen, Magen-Darm-Entzündungen, Gallenwegs-
entzündungen sowie schwere Lebererkrankungen
Wirkung: durchblutungsfördernd, antibakteriell

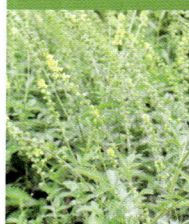

Odermennig

Familie: Rosengewächse (Rosaceae)
Positiv-Monografie der Kommission E
Enthält: Gerbstoffe, Tripertene, Kieselsäure, Flavonoide u.a.
Nebenwirkungen & Kontraindikationen: keine bekannt
Wirkung: bakteriostatisch, juckreizstillend, mild oberflächen-
anästhetisch, entzündungshemmend, obstipierend

Orangenblüten

Geschmackskorrigens
Familie: Rautengewächse (Rutaceae)
Enthält: Phenylester und -alkohole u.a.
Nebenwirkungen & Kontraindikationen: keine bekannt
Wirkung: stimmungsaufhellend (Anregung der Endorphin-
produktion)

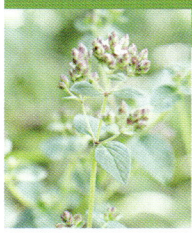

Oreganokraut/Dost/wilder Majoran

Familie: Lippenblütler (Lamiaceae)

Keinerlei Positiv-Monografie – d.h., die zugeordneten Wirkungen sind in keinerlei Weise wissenschaftlich bestätigt worden, sondern leiten sich von der Art der Inhaltsstoffe im Vergleich mit anderen Pflanzen ab. In diesem Falle möglicherweise dem Thymian ähnlich.

Enthält: ätherisches Öl, Kaffeesäurederivate, Flavonoide, Gerbstoffe u.a.

Nebenwirkungen & Kontraindikationen: keine bekannt

Wirkung: soll schleimlösend bei Husten wirken

Volkstum: hilft gegen Hexen und Dämonen

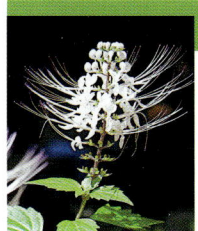

Orthosiphon (Katzenbart)

Familie: Lippenblütler (Lamiaceae)

Positiv-Monografie der Kommission E und der ESCOP

Enthält: lipophile Flavonoide, Kaffeesäurederivate, Diterpene, Kaliumsalze u.a.

Nebenwirkungen & Kontraindikationen: keine bekannt

Wirkung: entzündungshemmend, schwach harntreibend, schwach krampflösend

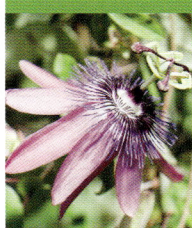

Passionsblume

Familie: Passionsblumengewächse (Passifloraceae)

Positiv-Monografie der Kommission E und der ESCOP

Enthält: Flavonoide, Polysaccharide, freie Amniosäuren, Glykoproteine, Cumarine u.a.

Nebenwirkungen & Kontraindikationen: keine bekannt

Wirkung: mild sedierend, schlaffördernd, angstlösend, schwach krampflösend, Senkung von Herzfrequenz & Blutdruck

Pfefferminze

Familie: Lippenblütler (Lamiaceae)

Pfefferminzblätter: Positiv-Monografie der Kommission E, der ESCOP und der WHO

Pfefferminzöl: Positiv-Monografie der Kommission E, der ESCOP

Pfefferminzblätter enthalten: ätherisches Öl (bes. Menthol, Menthon u.a.), Gerbstoffe, Bitterstoffe u.a.

Pfefferminzöl enthält: Menthol, Menthon, Cineol, Menthylacetat, Limonen

Nebenwirkungen: keine bei den Blättern, kein Öl an Menschen mit empfindlichem Magen

Kontraindikationen: nicht bei Gallensteinleiden, insbesondere das Öl auch nicht bei Gallenblasenentzündung oder Leberschäden

Keine Ölanwendung bei Säuglingen/Kleinkindern – lebensgefährliche Komplikationen möglich (Kratschmer-Reflex)

Wirkung (Blätter): krampflösend (inkl. beschleunigte Magenentleerung), sekretionsfördernd im Magen-Darm-Trakt inkl. Galle, appetitanregend, verdauungsfördernd, antibakteriell, zentralnervös leicht beruhigend

Wirkung (Öl): durchblutungsfördernd/gefäßerweiternd, lokalanästhetisch, schmerzhemmend, krampflösend, fördert Bronchialsekretion, antimikrobiell, antimykotisch

Volkstum: eine der ältesten Heilpflanzen der Weltgeschichte

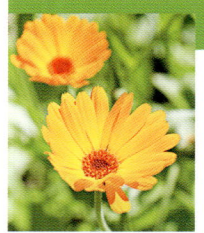

Ringelblumenblüten

Familie: Korbblütler (Asteraceae)

Positiv-Monografie der Kommission E und der ESCOP

Enthält: Triterpensaponine, Triterpenalkohole (bes. Faradiol), ätherisches Öl, Flavonoide, Carotinoide, Cumarine, Polysaccharide u.a.

Nebenwirkungen: keine, dennoch Vorsicht bei Korbblütlerallergie

Kontraindikationen: Korbblütlerallergie

Wirkung: entzündungshemmend, abschwellend, antimutagen, antimikrobiell, Fungizid, Viruzid (H. simplex, Influenza HI- und VS-Viren)

Volkstum: bei den Azteken Symbol der Liebesgöttin Xochiquetzal

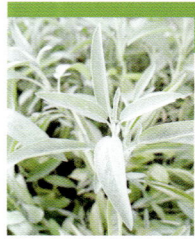

Salbei

Familie: Lippenblütler (Lamiaceae)

Positiv-Monografie der Kommission E und der ESCOP (hier nur Mund-Rachen-Raum)

Enthält: ätherisches Öl (bes. Thujone), Hydroxyzimtsärederivate, Bitterstoffe, Flavonoide, Steroide, Tripertene u.a.

Nebenwirkungen: bei Überdosierung Herzrasen, Hitzegefühl; Krämpfe, Schwindel
Kontraindikationen: keine bekannt für Lokalanwendung in Mund/Rachen, in der Schwangerschaft keine innere Anwendung durchführen
Wirkung: antimikrobiell, lokal entzündungshemmend, antioxidativ, antiviral
Volkstum: seit dem Frühmittelalter in Verwendung

Schafgarbenkraut

Familie: Korbblütler (Asteraceae)
Positiv-Monografie der Kommission E
Enthält: Bitterstoffe, ätherisches Öl u.a.
Nebenwirkungen: selten Kontaktallergien
Kontraindikationen: bekannte Allergie gegen Korbblütler
Wirkung: sekretionsfördernd im Magen-Darm-Trakt, appetitanregend, krampflösend, entzündungshemmend
Volkstum: Symbol verschmähter Liebe

Schlehdorn

Familie: Rosengewächse (Rosaceae)
Zu den Blüten existiert eine Null-Monografie der Kommission E, d.h., es konnten keine wissenschaftlichen Belege der behaupteten Wirkungen gefunden werden.
Das gilt nicht für die Schlehdornfrüchte, zu denen es eine Positiv-Monografie der Kommission E gibt. Nachfolgendes bezieht sich daher auf die Früchte.
Enthält: Gerbstoffe, Proanthocyanidine, Fruchtsäuren, Vitamin C u.a.
Nebenwirkungen & Kontraindikationen: keine bekannt
Wirkung: adstringierend im Mund/Rachenbereich

Schlüsselblumenblüten

Familie: Primelgewächse (Primulaceae)
Positiv-Monografie der Kommission E,
Enthält: Saponine, Flavonoide, Carotinoide, Rosmarinsäure u.a.
Nebenwirkungen: Allergien möglich, bei Einnahme vereinzelt Magenbeschwerden und Übelkeit

Kontraindikationen: bekannte Allergie gegen Primeln

Wirkung: schleimlösend, auswurffördernd, entzündungshemmend

Volkstum: Petruslegende

Sonnenhut (purpurner)

Familie: Korbblütler (Asteraceae)

Positiv-Monografie der ESCOP

Enthält: wasserlösliche Polysaccharide, Alkylamide, Kaffee-säurederivate, ätherisches Öl, Carvon, Flavonoide, Polyine u.a.

Nebenwirkungen: Bei innerlicher Anwendung kann es dosisabhängig zu Schüttelfrost, kurzfristiger Fieberreaktion, Übelkeit, Erbrechen, vereinzelt allergischer Reaktion vom Soforttyp bis zum anaphylaktischen Schock (Korbblütlerallergie), Verschlechterung der Stoffwechsellage bei Diabetes mellitus kommen.

Kontraindikationen: progredient chronische Systemerkrankungen wie TBC, Leukosen, Multiple Sklerose, Kollagenosen, HIV u.a.

Anwendungsbeschränkung: Die langdauernde Einnahme (länger als 8 Wochen) kann zu einer Effektumkehr (Immunsuppression) führen.

Wirkung: immunmodulierend (Bildung und Phagozytoseleistung von Granulozyten und Makrophagen gesteigert, bei mittlerer Dosierung vermehrt T-Lymphozyten gebildet, in niedriger Dosis Anregung der Zytokinbildung, Immunglobulinbildung gesteigert, Immunsystem stimuliert, Infektionsprophylaxe)

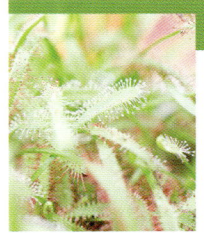

Sonnentaukraut

Familie: Sonnentaugewächse (Droseraceae)

Positiv-Monografie der Kommission E

Enthält: Naphtochinonderivate, Anthocyane, Flavonoide, Schleimstoffe, proteolytische Enzyme u.a.

Nebenwirkungen & Kontraindikationen: keine bekannt

Wirkung: bronchial krampflösend, entzündungshemmend, antibiotisch (bes. S. aureus und E. coli)

Volkstum: im 12. Jh. als Heilpflanze entdeckt

Spitzwegerich

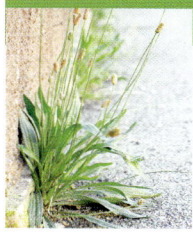

Familie: Wegerichgewächse (Plantaginaceae)

Positiv-Monografie der Kommission E und der ESCOP

Enthält: Schleimstoffe, Iridoglykoside, Phenylethanoid, Flavonoide, Gerbstoffe, Hydroycumarine, Phenolcarbonsäuren u.a.

Nebenwirkungen & Kontraindikationen: keine bekannt

Wirkung: reizlindernd, mild immunstimulierend (Produktionssteigerung von Granulozyten), antimikrobiell, entzündungshemmend, krampflösend

Volkstum: kultische Verwendung seit der Jungsteinzeit

Stiefmütterchen

Familie: Veilchengewächse (Violaceae)

Positiv-Monografie der Kommission E

Enthält: Salicylsäure und Derivate, Phenolcarbonsäuren, Schleimstoffe, Flavonoide, Gerbstoffe, Carotinoide, Cumarine u.a.

Nebenwirkungen & Kontraindikationen: keine bekannt

Wirkung: entzündungshemmend, kortisonähnlich, antioxidativ, reizlindernd

Volkstum: erstmalige Erwähnung 1485 – „Gart der Gesundheit"

Süßholzwurzel

Familie: Schmetterlingsblütler (Fabaceae)

Positiv-Monografie der Kommission E, der ESCOP und der WHO

Enthält: Tripertensaponine, Flavonoide, Cumarine, Phytosterole u.a.

Nebenwirkungen: Aufgrund der mineralkorikoidartigen Wirkung kann es bei langdauernder Anwendung in höherer Dosierung zu Kaliumverlust, Bluthochdruck und in seltenen Fällen zu Myoglobulinurie kommen.

Kontraindikationen: Gallestauung, Leberzirrhose, Bluthochdruck, Hypokaliämie (Kaliummangel), schwere Nierenfunktionsstörung, Schwangerschaft

Wirkung: sehr stark entzündungshemmend (stärkere Entzündungshemmung als die Substanzen Indomethacin oder Dexamethason: Hemmung der Leukozytenwanderung zum Entzündungsort, selektive Thrombinhemmung; Hemmung des

Kortikoidabbaus über Blockade der 5-ß-Steroidreduktase; Hemmung des plätt-
chenaktivierenden Faktors (PAF)), schleimlösend (erhöhte Schleimsekretion und
Verminderung der Viskosität des Bronchialschleims (= stärkere Verflüssigung)),
krampflösend, schleimhautprotektiv, leberschützend (antihepatotoxisch), antiul-
zerogen (Verhinderung von Magengeschwüren – Verminderung der Magensaft-
produktion, erhöhte Viskosität der Magenschleims), weitere Effekte wie antivirale Eigenschaften oder Hemmung von Campylobakter pylori (Keim, der an der
Entstehung von Magengeschwüren beteiligt ist) sind Gegenstand der Forschung
Volkstum: Schutz von kleinen Kindern vor unruhestiftenden Dämonen

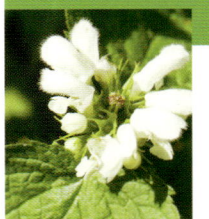

Taubnessel (weiße)

Familie: Lippenblütler (Lamiaceae)
Positiv-Monografie der Kommission E
Enthält: Kaffeesäurederivate, Gerbstoffe, Iridoid- und Seco-
iridoidglukoside, Triterpensaponine, Flavonoide, biogene
Amine, Schleimstoffe u.a.
Nebenwirkungen & Kontraindikationen: keine bekannt
Wirkung: gefäßverengend/adstringierend, gewebsabdichtend, leicht entzün-
dungshemmend, juckreizstillend

Tausendguldenkraut

Familie: Enziangewächse (Gentianaceae)
Positiv-Monografie der Kommission E und der ESCOP
Enthält: glykosidische Bitterstoffe, Oleanolsäure, Flavonoide,
Pyridinalkaloide, Xanthonderivate u.a.
Nebenwirkungen & Kontraindikationen: keine bekannt
Wirkung: appetitanregend, vermehrte Speichelsekretion,
vermehrte Magensaftsekretion

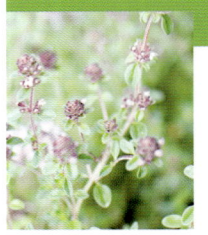

Thymian

Familie: Lippenblütler (Lamiaceae)
Positiv-Monografie der Kommission E und der ESCOP
Enthält: ätherisches Öl (bes. Thymol & Carvacrol), Gerbstof-
fe, Tripertene, Flavonoide, Biphenyle u.a.
Nebenwirkungen & Kontraindikationen: keine bekannt
Wirkung: schleimlösend, Auswurf fördernd, krampflösend
im Bronchialbereich, antiviral, antimikrobiell

Volkstum: rituelle Verwendung seit dem Altertum

Walnussblätter

Familie: Walnussgewächse (Juglandaceae)

Positiv-Monografie der Kommission E für äußerliche Anwendung

Enthält: Gerbstoffe, Juglon, Germacren D, Flavonoide, Phenylcarbonsäuren u.a.

Nebenwirkungen: bei lokaler Anwendung dunkle Verfärbung der Schleimhaut

Kontraindikationen: keine bekannt

Wirkung: entzündungehemmend, gewebeverdichtend, hemmt die Kapillardurchlässigkeit, juckreizstillend, oberflächenanästhetisch, antimikrobiell

Volkstum: im Zusammenhang mit Fruchtbarkeit und Erotik gedeutet

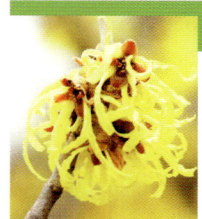

Zauberstrauchblätter (Hamamelis)

Familie: Zaubernussgewächse (Hamameliaceae)

Positiv-Monografie der Kommission E und der ESCOP

Enthält: Gerbstoffe, ätherisches Öl, Flavonoide u.a.

Nebenwirkungen: nach Einnahme Magenreizung bei sehr empfindlichen Menschen, keine bei äußerlicher Anwendung bekannt

Kontraindikationen: keine bekannt

Wirkung: gefäßverengend, Herabsetzung der Kapillardurchlässigkeit, Gewebe abdichtend, entzündungshemmend (Hemmung von Cyclooxygenase und 5-Lipoxyenase), verminderte Histaminfreisetzung, vergleichbar mit Hydrocortison

Volkstum: indianisches Heilmittel

Abbildungsnachweis

CDC: 112

Flickr: 70 (Gilles San Martin)

Hagen Schaub: 87, 138, 169

Lisa Hahsler: 155

Mariana Kuzmits: 213 unten

Martin Schrampf: 52, 129, 158, 190, 206 oben, 207 oben, 207 unten, 208 oben, 209 (alle), 211 (alle), 212 oben, 212 unten, 213 oben und Mitte, 214 (alle), 215 unten, 216 oben, 216 drittes Bild von oben, 217 oben, drittes Bild von oben und ganz unten, 218 (alle), 219 oben und unten, 220 (alle), 221 oben, 222 unten

PhotoAlto: 32, 43, 55, 68, 80, 96, 134, 195 rechts

Wikipedia: 20 (Michael Bladon), 37 (Emiliano Burza), 54 (Thomas Netsch), 64, 76 (Mike Blyth), 81 (Heinrich Weingärtner), 113 oben (Kalumet), 113 unten (Michael Beck), 115 (Estreya), 121 (Fabian Kerk), 208 unten (Michael Becker), 210 oben (Dedda71), 210 unten (Sten Porse), 212 Mitte (Tigerente) 216 zweites Bild von oben (mauroguanandi), 216 unten (Paul Adam), 217 zweites Bild von oben (Cat's Whiskers)

www.fotolia.de: 95 (lisalucia), 177 (Jan Jansen), 221 unten (Photocrew)

www.pixelio.de: 4 (Konstantin Gastmann), 16 (Schemmi), 18 (S. Hofschläger), 23 (S. Hofschläger), 26 (Photo-Engel), 28 (S. Hofschläger), 35 (S. Hofschläger), 39 (Korkey), 44 (Rainer Sturm), 47 (Thomas Blenkers), 49 (Maren Beßler), 50 (Fabian Forban), 56 (Urulaia), 57 (Thomas Siepmann), 60 (Uwe Duwald), 62 (RediSu), 63 (Kurt Michel), 66 (Paul-Georg Meister), 72 (CFalk), 74 (Rudolf Ortner), 79 (Ingo Sturm), 83 (Angelika Ströbel) 84 oben (Sigrid Rossmann), 84 unten (Grey59), 86 (Mike Frajese), 88 (pariah 083), 90 (Viktor Schwabenland), 92 (Thomas Siepmann), 97 (Birgitta Hohenester), 99 (Thorsten Schröder), 100 (Stephanie Hofschläger), 102 (S. Hofschläger), 104 (berwis), 107 (Rainer Sturm), 108 (Heike Berse), 111 (Alice Munger), 116 (virra), 119 (Karina Sturm), 122 (Christine Becker), 125 (S. Hofschläger), 130 (Antittwitter), 132 (Klaus Steves), 133 (Dominik Heggemann), 136 (S. Hofschläger) , 141 (Erika Hartmann), 142 (Jutta Rotter), 145 (Ana'i), 148 (S. Hofschläger), 150 (Günter Havlena), 152 (Alexandra H.), 153 (Daniel Rennen), 154 (M. Großmann), 159 (motograf), 160 (Sigrid Rossmann), 162 (Halina Zaremba), 163 (Bettina Kopps), 164 (Claudia Otte), 165 (Jürgen Werres), 167 (Günter Havlena), 168 (medienleiter/Markus Leiter), 172 (Günther Gumhold), 173 (Sigrid Rossmann), 174 (Betty), 175 (Annamartha), 176 (Marco Barnebeck), 178 oben (www.JenaFoto24.de), 178 unten (androm31), 179 (C. Gottschalk), 180 (Dieter Schütz), 182 (H. Richter), 183 (korkey), 184 (Andreas Morlok), 186 (Knipseline), 188 (Thomas Sturm), 189 oben (Thomas Sturm), 189 unten (twinlili), 192 (www.sonjawinzer.de), 195 links (Uschi Dreiucker), 197 (Sigrid Rossmann), 198 (JPW. Peters), 200 (Birgit H.), 205 oben (M. Großmann), 205 unten (W.R. Wagner), 206 unten (Astrid Kettling), 207 Mitte (Stefanie Abel), 208 Mitte (M. Großmann) 210 Mitte (Axel Schlierf), 215 oben (Erika Hartmann), 215 Mitte (Erich Westendarp), 219 Mitte (Jürgen Nießen), 221 Mitte (Gila Hanßen), 222 oben (Erich Westendarp), 222 Mitte (Annamartha), 223 oben (Uschi Dreiucker), 223 unten (Angelika Wolter)

Register